ISBN 978-3-662-31315-2 ISBN 978-3-662-31520-0 (eBook)
DOI 10.1007/978-3-662-31520-0

I. Über die Theorie und Praxis der Behandlung des Diabetes.

Von

Franz Depisch-Wien.

Mit 13 Abbildungen.

Inhalt.

Literatur.

Abderhalden, E. u. E. Wertheimer: Studien über den Einfluß der Ernährung auf die Wirkung bestimmter Inkretstoffe. IV. Pflügers Arch. **206**, 451 (1924).

— — Studien über den Einfluß der Ernährung auf die Wirkung bestimmter Inkretstoffe. V. Pflügers Arch. **207**, 222 (1925).

Adler, E.: Über den Einfluß verschiedener Fettarten auf die Blutzuckerkurve, die Glykosurie und die Acetonkörperausscheidung im Blut und Urin bei Diabetikern. Verh. 36. Kongr. dtsch. Ges. inn. Med. **1924**, 108.

ADLERSBERG, D.: Fettreiche oder fettarme Ernährung des Diabetikers? Zbl. inn. Med. **53**, 401, 433 (1932).
— u. O. PORGES: Fettnahrung und Kohlehydrattoleranz. Med. Klin. **27**, 1783 (1931).
ALLAN, F. N.: The glucose equivalent of insulin in depancreated dogs. Amer. J. Physiol. **67**, 275 (1923/24).
ALLEN, F. M.: The treatment of diabetes. Boston med. J. **172**, 241 (1915).
— Prolonged fasting in diabetes. Amer. J. med. Sci. **150**, 480 (1915).
— Protein diets and undernutrition in treatment of diabetes. J. amer. med. Assoc. **74**, 571 (1920).
— Experimental studies in diabetes; series II. The internal pancreatic function in relation to body mass and metabolism. II. Changes in assimilation by alterations of body mass. Amer. J. med. Sci. **161**, 16 (1921).
— and E. F. DU BOIS: Clinical calorimetry. XVII. Metabolism and treatment in diabetes. Arch. int. Med. **17**, 1010 (1916).
ASCHNER, B.: Zur Physiologie des Zwischenhirns. Wien. klin. Wschr. **25**, 1042 (1912).
BANG, J.: Der Blutzucker. Wiesbaden: J. F. Bergmann 1913.
BARRE, J. LA: Hyperinsulinémie consécutive à l'injection d'extrait hypophysaire postérieur. C. r. Soc. Biol. Paris **97**, 1416 (1927).
BARRENSCHEEN, H. K.: Über die Dichtung des Nierenfilters. Biochem. Z. **39**, 232 (1912).
— u. A. EISLER: Beiträge zum Problem des Blutzuckers. II. Die Kurve der alimentären Hyperglykämie. Biochem. Z. **177**, 27 (1926).
BERNSTEIN, S. u. W. FALTA: Respiratorischer Stoffwechsel und Blutzuckerregulation. Dtsch. Arch. klin. Med. **125**, 233 (1918).
— — Besteht beim Diabetes mellitus eine Steigerung der Zuckerbildung oder eine Störung des Zuckerverbrauches? Dtsch. Arch. klin. Med. **127**, 1 (1918).
BLOTNER, H. and R. FITZ: Effect of insulin pituitrin and adrenalin on blood-sugar level. J. clin. Invest **5**, 51 (1927).
BLUM, L.: Über Weizenmehlkuren bei Diabetes mellitus. Beitrag zur Theorie der Verwendung der Kohlehydrate in der Therapie der Zuckerkrankheit. Münch. med. Wschr. **58**, 1433 (1911).
— Die Diät bei Diabetes gravis. Med. Klin. **9**, 702 (1913).
BLUM, V.: Dtsch. Arch. klin. Med. **71**, 146 (1901).
BOLLER, R. u. K. UEBERRACK: Der Einfluß chronischer und akuter Hyperinsulinisierung auf die alimentäre Hyperglykämie. Wien. Arch. inn. Med. **23**, 173 (1932).
— — Insulin und alimentäre Hyperglykämie. Klin. Wschr. **11**, 1391 (1932).
BORCHARDT, L.: Die Hypophysenglykosurie und ihre Beziehung zum Diabetes bei der Akromegalie. Z. klin. Med. **66**, 332 (1908).
— Experimentelles über den Diabetes bei der Akromegalie. Ver. wiss. Heilk. Königsberg i. Pr., Sitzg. 17. Febr. 1908. Ref. Dtsch. med. Wschr. **34**, 946 (1908).
BOUCHARDAT: De la glycosurie où diabète sucré. Paris 1875.
BRÖSAMLEN: Die Adrenalinhyperglykämie. Dtsch. Arch. klin. Med. **137**, 257 (1921).
BURN, J. H.: The modification of the action of insulin by pituitary extract and other substances. J. of Physiol. **57**, 318 (1923/24).
CANTANI, A.: Der Diabetes mellitus. Aus dem Italienischen übersetzt von Dr. SIEGFRIED HAHN. Berlin: Denickes Verlag 1877.
CANTANI, ARNOLDO: Über Diabetes mellitus. Dtsch. med. Wschr. **15**, 224, 252, 276 (1889).
CHRISTOFFEL, H.: Hyperglykämie und Glykosurie nach intravenösen Traubenzuckerinjektionen. Z. exper. Med. **3**, 91 (1914).
CIMINATA, A.: Guarigione del diabete pancreatico sperimentale, con l'enervazione operatoria delle glandulae surrenali. Arch. Path. e Clin. med. **8**, 79 (1929).
— Einfluß der Durchschneidung der Nebennierennerven auf den Diabetes mellitus. Klin. Wschr. **11**, 150 (1932).
DEPISCH, F.: Über Toleranzbestimmungen beim Diabetes mellitus. Wien. klin. Wschr. **38**, 721 (1925).
— Über die Insulinbehandlung beim Diabetes mellitus. Ars. med. **15**, 82 (1925).
— Über die isolierte Prüfung der Mehlfrüchtetoleranz, der Eiweißtoleranz und der gemischten Toleranz beim Diabetes mellitus. Wien. Arch. inn. Med. **13**, 653 (1927).
— Über die Verwendung des „Zuckerfrühstückes" zur Erzeugung von Hunger und zur Mästung. Wien. Arch. inn. Med. **13**, 685 (1927); Klin. Wschr. **6**, 191 (1927).

DEPISCH, F.: Neueres über die pathologische Auffassung, die Behandlung und die Versuche einer operativen Beeinflussung des Diabetes. Med. Klin. **27**, 501 (1931).
— Über die Grundlagen der Diabetestherapie. Wien. med. Wschr. **82**, 1287 (1932).
— Über das Problem der modernen Diabetesbehandlung. Ars med. **23**, 210, 261 (1933).
— Freie Diät beim Diabetes. (Bemerkungen zu den Arbeiten von K. STOLTE, G. v. LEBINSKI, HIRSCH-KAUFFMANN und KNAUER.) Med. Klin. **29**, 876 (1933).
— u. R. HASENÖHRL: Beitrag zur Blutzuckerregulation. Klin. Wschr. **5**, 2011 (1926).
— — Die alimentäre Hypoglykämie als Funktionsprüfung des Inselorgans. Z. exper. Med. **58**, 81 (1927).
— — Über die Funktionsprüfung des Inselorgans. Vergleichende Untersuchungen im capillaren und venösen Blut nach Zuckerbelastung. Klin. Wschr. **7**, 1631 (1928).
— — Weiterer Beitrag zur Blutzuckerregulation, Fett- und Kohlehydratstoffwechsel. Klin. Wschr. **8**, 202 (1929).
— — Über die Funktionsprüfung des Inselorgans bei Diabetikern. II. Untersuchungen im capillaren und venösen Blut nach Zuckerbelastung und nach Insulinzufuhr. Klin. Wschr. **8**, 1943 (1929).
— — Zur Theorie der Gegenregulation in der Leber und im Gewebe. Klin. Wschr. **9**, 345 (1930).
— — u. L. SCHÖNBAUER: Über die operative Beeinflussung des Zuckerstoffwechsels. 1. Mitt. Die Durchschneidung der vegetativen Nerven im Ligamentum hepatoduodenale beim normalen Hund. Klin. Wschr. **9**, Nr 11, 1437 (1930).
— — — Über das Problem der operativen Beeinflussung des Zuckerstoffwechsels. Gleichzeitig Bemerkungen zur Arbeit von G. v. TAKATS: Chirurgische Maßnahmen zur Hebung der Zuckertoleranz. Klin. Wschr. **12**, 1143 (1933).
DONKIN, ARTH. SCOTT: Diabetes mellitus successfully treated by skimmed milk. Brit. med. J. **1**, 838 (1874).
DRESEL, K.: Über den Einfluß von Extrakten aus Drüsen mit innerer Sekretion auf den Blutzucker. (Vorläufige Mitt.) Z. exper. Path. **16**, 365 (1914).
DÜRING, A. v.: Ursache und Heilung des Diabetes mellitus. Hannover 1868.
EBSTEIN, WILHELM: Die Zuckerharnruhr, ihre Theorie und Praxis. Wiesbaden: J. F. Bergmann 1887.
EPPINGER, H., W. FALTA u. C. RUDINGER: Über die Wechselwirkungen der Drüsen mit innerer Sekretion. Z. klin. Med. **66**, 1 (1908); **67**, 380 (1909).
FALTA, W.: Die Mehlfrüchtekur bei Diabetes mellitus. Berlin u. Wien: Urban & Schwarzenberg 1920. (Dort ältere Literatur.)
— Über die spezifisch-hetogene Wirkung des Eiweißes. Münch. med. Wschr. **71**, 1716 (1924).
— Über einen insulinrefraktären Fall von Diabetes mellitus. Klin. Wschr. **3**, 1315 (1925).
— Regulation des Kohlehydratstoffwechsels und Aviditätstheorie. Klin. Wschr. **6**, 835 (1927).
— Insulin und Diabetes mellitus. 11. Tag Ges. Verdgs.- und Stoffwechselkrkh. Wien, 6.—8. Okt. 1932. Ref. Dtsch. med. Wschr. **58**, 1783 (1932).
— u. R. BOLLER: Insulärer und insulinresistenter Diabetes. Klin. Wschr. **10**, 438 (1931).
— — Über Insulintoleranz. Klin. Wschr. **11**, 668 (1932).
— — Über das Glucoseäquivalent des Insulins. Wien. med. Wschr. **82**, 1296 (1932).
— F. DEPISCH u. F. HÖGLER: Über die Insulinbehandlung des Diabetes mellitus. Wien. Arch. inn. Med. **8**, 13 (1924).
— u. F. HÖGLER: Über Inkretresistenz. Klin. Wschr. **8**, 1895 (1929).
FISCHLER, F.: Physiologie und Pathologie der Leber, 2. Aufl. Berlin: Julius Springer 1925.
FOLIN, O. and H. BERGLUND: Some new observations and interpretations with reference to transportation, retention, excretion of carbohydrates. J. of biol. Chem. **51**, 213 (1922).
FRANK, E.: Weitere Beiträge zur Physiologie des Blutzuckers. Z. physiol. Chem. **70**, 291 (1910/11).
— u. R. LEISER: Über die diätetische Erzeugung eines temporären Diabetes mellitus beim Gesunden. Med. Klin. **25**, 1841 (1929).
GEELMUYDEN, H. CHR.: Die Neubildung von Kohlehydrat im Tierkörper. Erg. Physiol. **21**, 274 (1923).
GOETSCH, E. H. CUSHING and J. JACOBSON: Carbohydrate tolerance and the posterior lobe of the hypophysis cerebri: an experimental and clinical study. Hopkins Hosp. Bull. **22**, 165 (1911).

Goetzky, F.: Physiologische und pathologische „glykämische Reaktionen" des Säuglings. Z. Kinderheilk. **27**, 195 (1920).

Grafe, E. u. F. Meythaler: Beitrag zur Kenntnis der Regulation der Insulinproduktion; der Traubenzucker als Hormon für die Insulinabgabe. Arch. f. exper. Path. **125**, 181 (1927).

— — Über den Traubenzucker als Hormon der Insulinsekretion. Klin. Wschr. **6**, 1240 (1927).

Grote, L. R.: Klinische Erfahrungen mit neueren diätetischen Verfahren bei der Zuckerkrankheit. Zbl. inn. Med. **45**, 3 (1924).

Guelpa, M.: Au sujet de la cure du diabète. Bull. gén. Thér. **157**, 494 (1909).

— Auto-Intoxication et désintoxication. Paris 1910.

Herxheimer, G.: Pankreas-Zellinseln und Insulin nach Unterbindung der Ausführungsgänge der Bauchspeicheldrüse. Klin. Wschr. **5**, 2299 (1926).

Hetény, St. u. J. Pogany: Ergotaminversuche zur Frage des Kohlehydratstoffwechsels. 38. Kongr. inn. Med. Wiesbaden, 12.—15. April 1926. Ref. Verh. dtsch. Ges. inn. Med. **1926**, 306.

Hirschhorn, S. u. H. L. Popper: Über den Einfluß der paravertebralen Injektion auf Vorgänge der Stoffwechselregulation; Beeinflussung des Blutzuckerspiegels bei peroraler Dextrosebelastung, Insulin- und Adrenalininjektion durch paravertebrale Injektion. Wien. klin. Wschr. **46**, 365 (1933).

Högler. F. u. F. Zell: Über den Einfluß des Zentralnervensystems auf die Insulin- und Adrenalinwirkung. Ein Beitrag zur Frage der Insulinresistenz. Klin. Wschr. **12**, 1719 (1933).

— — Über den Einfluß der Ausschaltung verschiedener Abschnitte des Zentralnervensystems auf den Nüchternblutzucker und auf die alimentäre Hyperglykämie nach Zufuhr von körpereigenem Zucker. Klin. Wschr. **12**, 1736 (1933).

— — Ein Beitrag zur Frage des Einflusses der Blutdruckzügler auf den Zuckerstoffwechsel. Klin. Wschr. **12**, 1736 (1933).

Houssay, B. A.: Hypophyse und Stoffwechsel der Eiweißkörper und Kohlehydrate. Klin. Wschr. **11**, 1529 (1932).

— et A. Biasotti: Hypophysectomie et diabète pancreatique. Arch. internat. Pharmacodynamie **38**, 250 (1930).

— J. T. Lewis et E. A. Molinelli: Rôle de la sécrétion d'adrénaline pendant l'hypoglycémie produite par l'insuline. C. r. Soc. Biol. Paris **91**, 1011 (1924).

Joslin, E. P.: The treatment of diabetes mellitus. Boston med. J. **186**, 833 (1922).

— The treatment of diabetes mellitus, with observations based upon three thousand cases. Philadelphia-Newyork: Lea & Febiger 1923, 3. Aufl.; 1928, 4. Aufl.

Kolisch, R.: Die Reiztheorie und die modernen Behandlungsmethoden des Diabetes. Berlin u. Wien: Urban & Schwarzenberg 1918.

Külz, E.: Beiträge zur Pathologie und Therapie des Diabetes mellitus. Marburg: Elwerts Verlag 1874.

Labbé, M. et Paul Renault: Recherches sur l'action de l'extrait hypophysaire sur la glycémie. C. r. Soc. Biol. Paris **96**, 823 (1927).

Landergreen: Nord. med. Ark. (schwed.) II, **43**, Nr 10 (1910).

Lipschütz, W.: Arch. f. exper. Path. **85**, 359 (1920).

Magnus-Levy, A.: Über Haferkuren bei Diabetes mellitus. Berl. klin. Wschr. **48**, 1213 (1911).

— Über die Haferkur bei Diabetes. 28. dtsch. Kongr. inn. Med. Wiesbaden, 19.—22. April 1911. Ref. Verh. dtsch. Ges. inn. Med. **1911**, 246.

Malmros, H.: Study of glycosuria with special reference to interpretation of incidental finding of positive reduction test. Acta med. scand. (Stockh.) **1928**, Suppl., Nr 27, 1.

Marañon, G.: Action de l'insuline dans l'insuffisance surrénale. Presse méd. **33**, 1665 (1925).

Marsh, P. L., L. H. Newburgh and L. E. Holly: The nitrogen requirement for maintenance in diabetes mellitus. Arch. int. Med. **29**, 97 (1932).

Mering, J. v. u. O. Minkowski: Diabetes mellitus nach Pankreasexstirpation. Zbl. klin. Med. **10**, 23 (1889); Arch. f. exper. Path. **26**, 371 (1890).

Moretti, E.: Glykämin und Ergotamin. Klin. Wschr. **7**, 407 (1928).

Mossé: La cure de pommes de terre etc. Rev. Méd. **22**, 107 (1902).

Myhrman, G.: Über die Pituitrinhyperglykämie und ihre Beeinflussung durch intravenöse Ca- und K-Injektion. Z. exper. Med. **48**, 166 (1925).

NAUNYN, B.: Der Diabetes mellitus, 2. Aufl. Wien 1906.
NEWBURGH, L. H. and P. L. MARSH: The use of a high fat diet in the treatment of diabetes mellitus. Arch. int. Med. **26**, 647 (1920).
NITZESCU, I. I. et P. RAMNEANTU: Sur le mécanisme de l'hyperglycémie hypophysaire. C. r. Soc. Biol. **97**, 1105 (1927).
NONNENBRUCH u. SZYSKA: Arch. f. exper. Path. **86**, 280 (1920).
NOORDEN, C. v.: Über Haferkuren bei schwerem Diabetes mellitus. Berl. klin. Wschr. **40**, 817 (1903).
— Die Zuckerkrankheit und ihre Behandlung, 7. Aufl. Berlin: Julius Springer 1917.
— Neuzeitliche Diabetesfragen. Wien u. Berlin: Urban & Schwarzenberg 1933.
— u. ISAAC: Die Zuckerkrankheit und ihre Behandlung. 8. Aufl. Berlin: Julius Springer 1927.
PARTOS, A. u. FRIEDA KATZ-KLEIN: Über den Einfluß des Pituitrins auf den Blutzucker. Z. exper. Med. **25**, 98 (1921).
PAVY, F. W.: Researches on the nature and treatment of diabetes, 2. Aufl. London 1869.
— Three lectures on the pathology and treatment of diabetes mellitus, viwed by the light of the presentday knowledge. Lancet **1908 II**, 1499, 1577, 1727.
PAZ, D. DE LA: Über zentrale Blutzuckerregulation und ihren Mechanismus. Arch. f. exper. Path. **109**, 318 (1925).
PETRÉN, K.: Über Eiweißbeschränkung in der Behandlung des Diabetes gravis. Slg Abh. Verdgskrkh. **8**, H. 5, 5 (1922/23).
— Zur Behandlung schwerer Diabetesfälle. Erg. inn. Med. **28**, 91 (1925).
— Diabetes-Studien. Monographie. Kopenhagen 1925.
— Über die Gründe der diätetischen Behandlung des Diabetes, besonders des Diabetes gravis. Münch. med. Wschr. **74**, 1123 (1927).
POLLAK, L.: Physiologie und Pathologie der Blutzuckerregulation. Ihre Bedeutung für die Pathogenese des Diabetes mellitus. Erg. inn. Med. **23**, 337 (1923).
— Über den Mechanismus der alimentären Hyperglykämie. Klin. Wschr. **6**, 1942 (1927).
PORGES, O.: Zum Thema: „Über den jetzigen Stand der Insulinfrage." Ges. inn. Med. Wien, Sitzg 22. Mai 1924. Ref. Wien. med. Wschr. **74**, 1531 (1924).
— Diätformen bei Zuckerkrankheit. Ges. Ärzte Wien, Sitzg 27. Juni 1924. Ref. Wien. klin. Wschr. **37**, 707 (1924).
— u. D. ADLERSBERG: Versuche zur Theorie und Praxis der kurativen Behandlung der Zuckerkrankheit. Ges. Ärzte Wien, Sitzg 12. März 1926. Ref. Wien. klin. Wschr. **39**, 345 (1926).
— — Die Behandlung der Zuckerkrankheit mit fettarmer Kost. Berlin u. Wien: Urban & Schwarzenberg 1929; Wien. Arch. inn. Med. **17**, 1 (1929).
— — Bemerkungen zu der Arbeit E. FRANK und R. LEISER: Über die diätetische Erzeugung eines temporären Diabetes mellitus beim Gesunden (Med. Klin. **1929**, Nr 48). Med. Klin. **26**, 198 (1930).
PRIESEL, R. u. R. WAGNER: Die Eiweiß-Kohlehydratkost in der Behandlung des Diabetes mellitus im Kindesalter. Klin. Wschr. **6**, 985 (1927).
— — Weitere Erfahrungen in der Behandlung des Diabetes mellitus juvenilis. Z. Kinderheilk. **46**, 62 (1928).
— — Die Zuckerkrankheit und ihre Behandlung im Kindesalter. Leipzig: Georg Thieme 1932.
RAAB, W.: Das hormonal-nervöse Regulationssystem des Fettstoffwechsels. (Zugleich neue Beiträge zur Physiologie der Hypophyse und des Zwischenhirnes.) Z. exper. Med. **49**, 179 (1926).
— Hypophyse und Stoffwechsel. Klin. Wschr. **7**, 1381, 1430 (1928).
RADOSLAV, C. S.: Über die Wirkung des Insulins auf den Blutzucker beim Menschen. Wien. Arch. inn. Med. 8, 395 (1924).
RICHTER, P. F.: Verh. Ges. Verdgskrkh. **1925**, 365.
ROLLO: Die Behandlung des Diabetes mellitus. Wien 1801.
ROTH, E.: Über Mehltage bei Diabetes. Wien. klin. Wschr. **25**, 1864 (1912).
ROUBITSCHEK, R. u. O. GAUPP: Die Kohlehydrattherapie des Diabetes. Med. Klin. **9**, 1038 (1913).
SEEGEN, J.: Der Diabetes mellitus. Berlin 1893.
SHAFFER, P. A.: Antiketogenesis. I. An in vitro analogy. J. of biol. Chem. **47**, 433 (1921).

SHAFFER, P. A.: Antiketogenesis. II. The ketogenic antiketogenic balance in man. J. of biol. Chem. **47**, 449 (1921).
— Antiketogenesis. III. Calculation of the ketogenic balance from the respiratory quotients. J. of biol. chem. **49**, 143 (1921).
STAUB, H.: Untersuchungen über den Zuckerstoffwechsel des Menschen. 1. Mitt. Über das Verhalten des Blutzuckers nach peroraler Zufuhr kleiner Glucosemengen. Versuch einer neuen Funktionsprüfung des Zuckerstoffwechsels. Z. klin. Med. **91**, 44 (1921).
— Untersuchungen über den Zuckerstoffwechsel des Menschen. Z. klin. Med. **93**, 89 (1922).
— Insulin, 2. Aufl. Berlin: Julius Springer 1925.
— Über den Zuckerstoffwechsel des Menschen. Wirkung von Bluttransfusionen auf den Blutzuckerspiegel des Diabetikers. Beitrag zum Regulations-Mechanismus der Insulinsekretion. Z. klin. Med. **104**, 587 (1926).
STENSRÖM, T.: Das Pituitrin und die Adrenalinhyperglykämie. Biochem. Z. **58**, 472 (1914).
STOLTE, K.: Freie Diät beim Diabetes. Med. Klin. **27**, 831 (1931).
SWEÉNEY, J. S.: Dietary factors that influence the dextrose tolerance test; preliminary study. Arch. int. Med. **40**, 818 (1927).
TINGLE, C. D. and C. G. IMRIE: The effect of pituitrin on blood sugar. (Preliminary communication). J. of Physiol. **62**, Nr 1, 11 (1926).
TOURNADE, A. et M. CHABROL: Effets des variations de la pression artérielle sur la sécrétion de l'adrénaline. C. r. Soc. Biol. Paris **93**, 934 (1925).
— — Sur l'effet adrénalino-sécrétoire des excitations centrifuges du vague au cou; examen d'une objection. C. r. Soc. Biol. Paris **93**, 1293 (1925).
TRAUGOTT, K.: Über das Verhalten des Blutzuckerspiegels bei wiederholter und verschiedener Art enteraler Zuckerzufuhr und dessen Bedeutung für die Leberfunktion. Klin. Wschr. **1**, 892 (1922).
UMBER: Insulinbehandlung des Diabetes. Med. Klin. **22**, 599 (1926).
VIALE, G.: Acad. med. di Genova, 1930, Nr 5. Zit. nach CIMINATA.
WILDER, R. M.: Optimal food mixtures for diabetic patients. J. amer. med. Assoc. **78**, 1878 (1922).
— W. M. BOOTHBY and C. BEELER: Studies on the metabolism of diabetes. J. of biol. Chem. **51**, 311 (1922).
— and M. D. WINTER: The threshold of ketogenesis. J. of biol. Chem. **52**, 393 (1922).
WOODYATT, R. T.: Object and method of diet adjustment in diabetes. Arch. int. Med. **28**, 125 (1921).
ZUELZER, G.: Über Versuche einer spezifischen Fermenttherapie des Diabetes. Z. exper. Path. **5**, 307 (1908).
— M. DOHRN u. A. MARXER: Neuere Untersuchungen über den experimentellen Diabetes. Dtsch. med. Wschr. **34**, 1380 (1908).
ZUNZ, E.: Über die innere Sekretion des Pankreas und über Beziehungen zwischen äußerer und innerer Sekretion dieser Drüse. Wien. biol. Ges., Sitzg 15. Dez. 1931. Ref. Med. Klin. **27**, 369 (1931).

I. Einleitung.

Die ursprüngliche Behandlung des Diabetes bestand in dem möglichst weitgehenden Entzug der Kohlehydrate. Als man erkannt hatte, daß auch die Eiweißsubstanzen als Zuckerbildner in Frage kommen, wurde, wenigstens bei den schweren Fällen, neben dem Kohlehydratentzug auch die Eiweißzufuhr beschränkt. Das Caloriendefizit der Diabetesdiät wurde durch Fett gedeckt. Dieser Behandlung lag die Vorstellung zugrunde, daß durch den Entzug oder die Beschränkung der Zuckerbildner das kranke Inselorgan geschont und dadurch wieder leistungsfähig gemacht würde. Die Einführung der Mehlfrüchtekuren in die Behandlung des Diabetes schaffte hier eine grundlegende Wandlung. Man mußte zur Kenntnis nehmen, daß entgegen dem Schonungsprinzip auch ziemlich reichliche Zufuhr von Mehlfrüchten, bei gleichzeitiger Beschränkung der Eiweißzufuhr, günstig auf die diabetische Stoffwechselstörung wirken kann. Es wurde wohl festgestellt, daß die günstige Wirkung dieser Kuren mit dem niedrigen Eiweißumsatz zusammenhängt (W. FALTA), die paradoxe Tatsache, daß vermehrte Belastung des Inselorgans mit Kohlehydrat günstig wirken kann, blieb jedoch ungeklärt. Da aber bei den Kohlehydratkuren das Hauptgewicht auf die Beeinflussung der Azidose gelegt wurde und die Schonungsbehandlung weiterhin in ausgedehntem Maße angewendet wurde, ist es verständlich, daß dieses Paradoxon der weiteren Erforschung durch lange Zeit entgangen ist. Das in den letzten Jahren von ADLERSBERG und PORGES entwickelte Behandlungsverfahren mit fettarmen Kostformen, hat die Frage der gelegentlich günstigen Wirkung einer vermehrten Belastung des Inselorgans mit Zuckerbildnern wieder aktuell gemacht. Diese Autoren vertreten die Ansicht, daß Entzug der Kohlehydrate einerseits und vermehrte Belastung mit Fett andererseits den Zuckerhaushalt ungünstig beeinflussen und kommen auf Grund dieser beim Normalen gewonnenen Vorstellungen zu einer Behandlung des Diabetes mit fettarmen und an Zuckerbildnern reichen Kostformen. Sie führen auch die neue theoretische Anschauung ein, daß das kranke Inselorgan nicht durch Entlastung, sondern durch Belastung gewissermaßen durch ein Training bei gleichzeitiger Fettbeschränkung am erfolgreichsten zu behandeln sei. Wenn man einen der radikalsten Vertreter der Schonungsbehandlung, das PETRENsche Verfahren, mit einer sehr fettreichen, an Zuckerbildnern ärmsten Kost, dem Verfahren von ADLERSBERG und PORGES mit fettärmsten und an Zuckerbildnern reichen Kostformen gegenüberstellt, so wird es klar, daß zwischen den beiden Verfahren ein geradezu vollkommener Gegensatz besteht. Die Existenz dieser fundamentalen Differenzen bezüglich der Behandlung des Diabetes hat zu einer Verwirrung und Unsicherheit nicht nur unter den Ärzten, sondern auch unter den Kranken geführt, die auf die Dauer nicht ohne nachteilige Wirkung bleiben kann. Ich habe mich daher im folgenden bemüht, den theoretischen Grundlagen der Behandlung des Diabetes nachzugehen, die vermutlichen Ursachen der bestehenden Gegensätze aufzuklären und schließlich neue Richtlinien zu finden, die mit den vorliegenden Tatsachen in Einklang stehen.

II. Historische Entwicklung der Behandlung des Diabetes.

Die älteste Behandlung des Diabetes geht auf die Erkenntnis zurück, daß beim Zuckerkranken Traubenzucker im Harn ausgeschieden wird (DOBSON), daß weiters Zufuhr von Zucker und Mehlfrüchten die Glykosurie steigert. Die letztere Tatsache war durch die Untersuchungen der Physiologen verständlich, die gezeigt hatten, daß die Stärke der Mehlfrüchte im Magendarmkanal durch Fermente in Traubenzucker umgewandelt wird. So ist es einleuchtend, daß man dem Diabetiker den Zucker und die Mehlfrüchte entzog und die Ernährung mit Eiweiß und Fett durchführte (ROLLO, PROUT, BOUCHARDAT, CANTANI, PAVY, SEEGEN). Diese Behandlung mit Entzug des Zuckers und der Kohlehydrate ist in der Praxis äußerst einfach. Sie besteht darin, daß man dem Zuckerkranken als „verboten" den Zucker, alle Mehlfrüchte und die kohlehydratreichen Gemüse aufschreibt und als „erlaubt" Fleisch, Ei, Käse, Fett und die kohlehydratarmen Gemüse und evtl. einen Brotersatz in Form eines kohlehydratarmen Leim- oder Kleienbrotes. Die Erfolge mit diesem ursprünglichen, recht primitiven Verfahren sind bei leichten polyphagen Fällen oft sehr gut. Die Glykosurie schwindet mitunter rasch, der erhöhte Blutzucker nähert sich der Norm, und Hand in Hand damit werden auch die übrigen diabetischen Symptome, Polyurie, Abmagerung, Hautjucken, Eiterungen usw. behoben. Ich konnte mich wiederholt davon überzeugen, daß auch heute noch das Um und Auf der ganzen Diabetesbehandlung für viele praktische Ärzte, aber auch für manche Fachärzte in dieser Verordnung von „verboten“ und „erlaubt“ besteht. Dabei nehmen manche Diabetiker enorme Mengen von Eiweiß und Fett zu sich. Nun war es schon den alten Diabetesforschern nicht entgangen, daß schwere Fälle von Diabetes auch bei extremstem Entzug der Kohlehydrate nicht zuckerfrei wurden und daß die Höhe der Glykosurie von der Menge des zugeführten Eiweißes abhängig ist (CANTANI). Dies führte dazu, wenigstens bei den schweren Fällen, auch die Eiweißmenge in der Kost zu beschränken. CANTANI hat auch bereits von Hungertagen mit Erfolg Gebrauch gemacht. Die schon gelegentlich auch von PROUT und BOUCHARDAT geübte Eiweißbeschränkung erhielt später durch die heute nicht mehr bestrittene Feststellung eine Stütze, daß auch das Eiweiß ein Zuckerbildner ist. Die weitere Entwicklung der Behandlung des Diabetes knüpft an die Entdeckung des experimentellen Pankreasdiabetes durch VON MERING und MINKOWSKI an die Entdeckung der β-Oxybuttersäure durch STADELMANN und KÜLZ, des Acetons und der Acetessigsäure durch GERHARDT und v. JAKSCH an. Speziell die Kenntnis der diabetischen Azidose (MAGNUS-LEVY) und der Bedingungen ihrer Entstehung (W. EBSTEIN) hatten dazu geführt, bei den schwersten Fällen von der völligen Entziehung der Kohlehydrate abzusehen, um der Entstehung des Komas vorzubeugen. Durch die systematischen klinischen und experimentellen Untersuchungen von NAUNYN und seiner Schule wurde ein festes Lehrgebäude für die Behandlung des Diabetes errichtet. Dieser Behandlung lag die theoretische Vorstellung der Entlastung und Schonung des kranken Inselorgans zugrunde. Diese Schonungsbehandlung wurde durch den Entzug der Kohlehydrate, durch Beschränkung der Eiweißzufuhr, durch Verordnung von Hungertagen und von Unterernährung durchgeführt. Oberstes Ziel der Behandlung war die Entzuckerung, die in jedem Falle angestrebt wurde. Kohlehydrate wurden in der Regel erst einige Zeit nach erreichter Entzuckerung gegeben. Nur bei den schwersten Fällen mit Azidose wurden Kohlehydrate auch bei zuckerhaltigem Harn nicht ganz entzogen, um der Entstehung des Komas vorzubeugen. Die praktischen Erfolge dieser Schonungsbehandlung waren sehr zufriedenstellend. Bei den nicht zu schweren Fällen wurde in der Regel die rasche Entzuckerung, das Schwinden der diabetischen Symptome, Gewichtszunahme und volle Arbeitsfähigkeit erreicht. Die bei manchen Fällen erzielten Besserungen der Stoffwechsellage mit beträchtlicher Toleranz für Kohlehydrate, sprechen sehr für die Richtigkeit des theoretischen Fundamentes der Behandlung als einer Schonungsbehandlung. Der weitere Ausbau dieser Behandlung durch die Einführung und regelmäßige Anwendung der Gemüsetage (v. NOORDEN) verbesserte die Resultate noch weiterhin. Eine Crux blieben nur die schweren azidotischen Fälle, bei denen die Behandlung zwischen der Bekämpfung der hohen Glykosurie, der Eiweißverluste, der fortschreitenden Abmagerung einerseits und der Bekämpfung der lebensbedrohenden Azidose anderseits herumlarvieren mußte. Für diese schwersten Fälle bedeutete der extremste Ausläufer der Schonungsbehandlung, das Verfahren von K. PETREN einen gewissen Fortschritt. Die Behandlung geht auf die Beobachtung zurück, daß bei Anwendung von je 1—2 reinen Fett- oder Gemüsetagen (ohne Eier) vor und nach einem Hungertag, die Azidose sehr oft an diesen Tagen in sehr auffallender Weise abnahm. Die in dieser Zeit (1910) veröffentlichten Arbeiten LANDERGREENs, die das Vorhandensein gewisser Beziehungen zwischen der Größe des Eiweißumsatzes und der Größe der Azidose ergeben hatten, bildeten den Anlaß, die Fett-Gemüsediät auf längere Perioden auszudehnen. Mit Rücksicht auf die später zu erörternden theoretischen Probleme ist es nötig, auf dieses Verfahren etwas genauer einzugehen. Die PETRENsche Kost ist folgendermaßen zusammengesetzt: Etwa 1000 g Gemüse, evtl. auch mehr, wobei auch Preiselbeeren, Äpfel, Erdbeeren in durchschnittlichen Mengen von $^1/_2$ kg gestattet werden. Auch Topinambur wird manchmal, aber immer nur jeden 3. Tag, gegeben. Die Fettmenge beträgt höchstens 250 g (ursprünglich wurden 300 g und mehr pro Tag gegeben) und soll wenigstens 200 g betragen. Fleischbrühe, $^1/_4$ Liter Bordeaux und häufig 150 ccm Sahne ergänzten die Kost. 3mal 7 bis 3mal 10 Tropfen Tct. opii erhalten die Patienten zur Bekämpfung von Diarrhöen. Bei starker Azidose wird täglich ein Einlauf mit 50 g Dextrose auf 1 Liter Wasser gegeben, evtl. Natrium bicarbon. per os bis zum Alkalischwerden des Harns. Diese Fett-Gemüsekost wird wochen-, unter Umständen monatelang gegeben, bis der Blutzucker auf Werte von ungefähr 110 mg-% abgesunken ist. Solange der Nüchternblutzucker nicht unter 120 mg-% heruntergegangen ist, wird das Verfahren durch Einschaltung von 1 Hungertag pro Woche oder 2 aufeinanderfolgenden Hungertagen alle 10 Tage verschärft. Bei Nüchternwerten von unter 120 mg-% wird von der Anwendung von Hungertagen Abstand genommen. Ist der gewünschte niedrige Blutzucker erreicht, dann wird noch 14 Tage bei der strengen Diät abgewartet und dann erst langsam ansteigend unter ständiger Kontrolle des Blutzuckers Zulagen in Form von Brot, Eiern, Sahne gegeben. Erst viel später wird Fleisch in der Höchstmenge von 100 g gestattet. Wenn man von der Schwierigkeit der Durchführung dieser Behandlung absieht, so stellen die von PETREN mitgeteilten Erfolge zweifellos ein Optimum dar, das vorher nicht erreicht wurde. Das Prinzip der Behandlung beruht auf dem weitgehenden Entzug der Zuckerbildner, besonders aber auf dem maximalen Entzug der Eiweißsubstanzen und Deckung des Calorienbedarfes durch Fett. PETREN verlegt den Schwerpunkt der Behandlung auf die möglichste Erniedrigung des N-Umsatzes, da nach seiner Meinung „bei jedem Menschen ein individuell verschiedener Schwellenwert für den N-Umsatz existiert, oberhalb welchem Ketose auftritt." „Beim Diabetiker ist gegenüber dem Gesunden eine besondere Empfindlichkeit dem N-Umsatz gegenüber vorhanden, was wohl die am meisten charakteristische Sondereigenschaft des diabetischen Organismus und vielleicht überhaupt die wichtigste Äußerung der diabetischen Stoffwechselstörung darstellt." Die hohe theoretische Bedeutung des PETRENschen Verfahrens wurde allgemein anerkannt, in der Praxis wurde es jedoch meist abgelehnt, da die Kranken eine längerdauernde einseitige Fetternährung in der Regel nicht vertragen.

Neben der Schonungsbehandlung, wie sie von NAUNYN und seiner Schule in klassischer Weise entwickelt worden war, machten sich eine Reihe von Sonderbehandlungen geltend, die sich aber keine allgemeine Anerkennung verschaffen konnten. Wir erwähnen hier nur die Milchkur von DONKIN (1—2 Liter abgerahmte Eselsmilch durch 4—5 Wochen), die Kartoffelkur von MOSSÉ (1—2 kg

Kartoffel neben geringen Mengen von Brot) und die sog. Reiskur von Dürings. Die letztere Kur enthält 80—120 g Reis, Grieß, Graupen oder Buchweizengrütze, seltener Hafer, weiters bis zu 250 g Fleisch, ebenso Milch, manchmal Eier, Gemüse, Kompotte von getrocknetem Obst und Fett (50—80 g) (zit. nach v. Noorden-Isaac). Die v. Düringsche Kur stellt demnach eine gemischte Kost mit mittleren Eiweißmengen, stärkerem Hervortreten der Kohlehydrate und reduzierter Fettzufuhr dar. Einer besonderen Besprechung bedürfen die Hungerkuren. 1908 hat M. Guelpa eine Kur empfohlen, die in häufig wiederkehrenden Fasttagen verbunden mit Abführen bestand. An den Zwischentagen wurde eine laktovegetabilische Kost gereicht. Die Kur geht auf die unrichtige Vorstellung zurück, daß die diabetische Stoffwechselstörung enterotoxischen Ursprunges ist. Die Hungerkur wurde von F. M. Allen zu einer systematischen Behandlung ausgebaut und hat in Amerika zahlreiche Anhänger gefunden. Die Kur geht auf die Beobachtung zurück, daß Hunde, denen $^{9}/_{10}$ des Pankreas entfernt wurden, bei freigewählter, reichlicher Nahrungszufuhr rasch abmagern und zugrunde gehen. Wenn man hingegen die Tiere durch Hungertage entzuckert und dann bei sehr knapper Kost hält, bleiben sie am Leben und die Erkrankung zeigt keine Neigung zur Verschlechterung. Auf Grund der Tierexperimente und der Versuche am Menschen kommt Allen zu folgenden Leitsätzen für die Diabetesbehandlung, die bei uns nicht genügend bekannt sind, so daß sie etwas ausführlicher wiedergegeben werden. 1. Nach der Entzuckerung durch Hungertage soll die gesamte Calorienzufuhr sehr niedrig sein und nur langsam vermehrt werden. 2. Eiweiß ist das wichtigste Nahrungsmittel für den Aufbau der Kost. 3. Die Toleranz für Eiweiß ist am höchsten, wenn andere Nahrungsmittel ausgeschaltet oder stark beschränkt sind. 4. Der Calorienbedarf sinkt mit dem Körpergewicht und kann ein sehr niedriges Minimum erreichen. 5. Die Toleranz steigt, wenn das Körpergewicht sinkt. Die beiden Kurven schneiden sich an einem Punkt, wo das weitere Leben möglich ist. In der Praxis wird das Verfahren folgendermaßen durchgeführt. Der Kranke wird zunächst durch Hungertage (bis zu 10) entzuckert und dann langsam die Kost aufgebaut. In der ambulanten Behandlung werden für die ersten Zulagen ausschließlich Eiweißsubstanzen verwendet, bei sehr niedriger Gesamtcalorienzufuhr. Ist der Blutzucker auf die Norm abgesunken, dann wird auf eine Erhaltungskost übergegangen, die soweit ausgebaut wird, als ohne Steigerung des Blutzuckers möglich ist. Der Caloriengehalt der Erhaltungskost ist dabei immer noch niedrig, und das Körpergewicht wird absichtlich subnormal gehalten. Von diesem Schema wird nur bei schwer azidotischen Fällen abgegangen, bei denen eine kurze Kohlehydratperiode am Beginn der Behandlung als nützlich empfohlen wird. Das Wesen des Allenschen Verfahrens liegt, wie der Name „Hungerkur“ anzeigt, in der einseitigen Auswertung des Hungers und der Unterernährung für die Behandlung des Diabetes. Der von Bouchardat geprägte Grundsatz „manger le moins possible“ ist hier zum obersten Behandlungsprinzip erhoben. Die Methode von E. P. Joslin, die sich in Amerika größter Beliebtheit erfreut, lehnt sich im wesentlichen an die Vorschriften von Allen an, vermeidet aber meist das völlige Hungern. Joslin setzt die Patienten zunächst auf eine Probediät (Testdiät), die in 5 verschiedenen Abstufungen (Testdiät 1—5) angewendet wird. Testdiät 1 enthält 189 g Kohlehydrat, 89 g Eiweiß und 18 g Fett mit einem Caloriengehalt von 1247 Calorien. Testdiät 2—5 sind fettfrei, der Caloriengehalt sinkt von 640 bis 80. Die Testdiät wird zur Entzuckerung verwendet, indem der Patient je nach der Schwere des Falles Testdiät 1 bis Testdiät 5 verordnet bekommt. Nach erreichter Entzuckerung und Senkung des Blutzuckers auf ein möglichst normales Niveau wird die Kost rasch aufgebaut, wobei wieder nach einem gewissen Schema vorgegangen wird. Es werden fixe Diätschemen verwendet, die nach dem Kohlehydratgehalt (C) und dem Eiweiß-Fettgehalt (PF) durch Nummern normiert sind. Ein Patient, der z. B. durch Testdiät 5 entzuckert wurde, bekommt zunächst eine Kost C 2, PF 2, mit einem Gehalt an Kohlehydrat von 22 g, Eiweiß 13 g, Fett 18 g, welche einer Calorienmenge von 302 entspricht. Je nach der Art des Falles werden dann verschiedene Kombinationen von C und PF in ansteigender Menge gegeben. Für die Dauerkost wird durchschnittlich 1 g Eiweiß pro Kilogramm Körpergewicht gegeben, bei schweren Fällen weniger, bei Kindern jedoch mehr. Bezüglich der Verteilung von Kohlehydraten und Eiweiß-Fett in der Nahrung hält JOSLIN die Berechnung von SCHAFFER für das gegenwärtig beste Verfahren zur Verhütung der Azidose. Die Berechnung SCHAFFERs geht auf die im Laboratorium gefundene Beobachtung zurück, daß zur schlackenlosen Verbrennung von etwa 2 Molekülen Acetessigsäure 1 Molekül Glucose nötig ist. Bestimmt man nun in einem Nahrungsgemisch die aus demselben theoretisch mögliche Bildung von Acetessigsäure und Glucose, so soll das Verhältnis der Acetessigsäuremoleküle zu den Glucosemolekülen 2 : 1 betragen, damit das Auftreten von Ketonkörpern vermieden wird. Auf Grund rein chemischer Überlegungen wird weiters angenommen, daß das Fett 90% ketogene Substanz (Ausgangsmaterial für Acetessigsäure) und 10% Zuckerbildner (Glycerinkomponente), also antiketogenes Material enthält, das Eiweiß 42% ketogene Substanz und 58% Zuckerbildner, während die Kohlehydrate zur Gänze antiketogen wirken. Berechnet man nun aus dem Gemisch von Kohlehydrat, Eiweiß und Fett nach obigem Schlüssel die ketogenen (K) und die antiketogenen (A) Substanzen, so muß, wenn das Auftreten von Azidose verhütet werden soll, das Verhältnis von $\frac{K}{A} = \frac{2}{1}$ sein, bzw. der Faktor $\frac{K}{A}$ (Ketogenic-antiketogenic ragio) muß 2 oder weniger als 2 betragen. Wir haben die Gedankengänge, die zur Berechnung des $\frac{K}{A}$-Faktors geführt haben, etwas ausführlicher wiedergegeben, weil dieser Faktor in Amerika bei der Behandlung des Diabetes eine entscheidende Rolle spielt. Wie weitgehend die praktischen Konsequenzen sind, die aus dieser Berechnung abgeleitet wurden, zeigt das Vorgehen von R. M. WILDER bei der Bestimmung des optimalen Nahrungsgemisches für die Behandlung des Diabetes. Die Grundlagen der Kostbestimmung von WILDER sind kurz folgende: 1. Das Eiweiß wird mit Rücksicht auf seinen hohen Zuckerwert, mit Rücksicht auf die (schädliche) hohe spezifisch-dynamische Wirkung und weiters die (?) spezifische Schädigung der Glucoseverwertung auf ein Minimum von $\frac{2}{3}$ g pro Kilogramm Körpergewicht festgesetzt. 2. Die Kohlehydrate werden mit Rücksicht auf das Schonungsprinzip soweit eingeschränkt, als zur richtigen Einstellung des $\frac{K}{A}$-Faktors nötig ist. 3. Die Gesamtcalorienzufuhr richtet sich nach dem Grundumsatz, der aus dem Körpergewicht und der Größe bzw. der daraus bestimmten Körperoberfläche ermittelt wird. Auf die genauere formelmäßige Berechnung des endgültigen

Nahrungsgemisches soll hier nicht eingegangen werden, ebensowenig auf die zur Vereinfachung dieser Berechnung angegebenen Tabellen. Die Berechtigung einer solchen schematischen Ausbalancierung der Kost steht und fällt mit der Bewertung des $\frac{K}{A}$-Faktors. Nun zeigen aber die großen Beobachtungsreihen von PETREN, daß man mit einer fast ausschließlichen Fettkost, bei der der $\frac{K}{A}$-Faktor sehr hoch, also äußerst ungünstig ist, bei schweren Fällen von Diabetes die bestehende Azidose vermindern oder zum Verschwinden bringen kann. Die Tatsache, daß die sehr fettreiche PETRENsche Kost infolge des niedrigen Eiweißumsatzes antiazidotisch wirken kann, entzieht der ganzen Berechnung des $\frac{K}{A}$-Faktors in der Praxis den Boden. Es hat daher nicht an Stimmen gefehlt, die sich energisch gegen diese Berechnung, sowie überhaupt gegen die übermäßig schematisierte Behandlung des Diabetes in Amerika ausgesprochen haben (v. NOORDEN, W. FALTA). W. FALTA hat auch in ausgewählten Beispielen mit besonderer Berücksichtigung des Eiweißumsatzes gezeigt, daß bei Übergang von einer Kost mit hohem, also ungünstigen $\frac{K}{A}$-Faktor, zu einer Kost mit niedrigem Faktor die Azidose, ganz im Gegensatz zu den Vorstellungen der amerikanischen Autoren, ansteigen und umgekehrt, bei Umschaltung von einer Kost mit niedrigem Faktor auf eine Kost mit hohem Faktor, absinken kann. Auch die einseitige Überwertung des Hungers und der Unterernährung, wie sie von ALLEN inauguriert wurde, ist nicht nur in Europa, sondern auch in Amerika auf häufigen Widerspruch gestoßen. NEWBURG und MARSH bemühen sich zu zeigen, daß eine fettreiche Diät analog der PETRENschen Kost, der Hungerkur von ALLEN überlegen ist. Sie führen eine Reihe von eindrucksvollen Beispielen an, wo schwere Fälle von Diabetes bei langdauerndem Hunger bzw. bei einer knappen Eiweißkost nach ALLEN ständig Zucker im Harn ausscheiden und bei Umschaltung auf eine Fettkost rasch zuckerfrei werden, wobei das vorher ständig absinkende Körpergewicht ansteigt. Die Erklärung für dieses Verhalten erblicken sie darin, daß beim Hunger oder bei hochgradiger Unterernährung der Eiweißumsatz durch Verbrennung des Körpereiweißes hoch ist, während bei genügender Fettzufuhr durch Schonung der Eiweißbestände des Körpers der Eiweißumsatz absinkt. Die Autoren betonen auch in Übereinstimmung mit PETREN, daß ihre fettreiche Kost günstig auf die Azidose wirkt. Das Verfahren von NEWBURG und MARSH weicht nur insofern von dem PETRENs ab, als die Autoren im Beginn der Behandlung die Calorienzufuhr ziemlich niedrig halten (900—1000 Calorien in Form von 90 g Fett, 10 g Eiweiß und 14 g Kohlehydrate). Ist der Patient 1—2 Wochen zuckerfrei, dann werden 1400 Calorien (140 g Fett, 28 g Eiweiß und 15—20 g Kohlehydrate) gegeben. Bei Menschen mit kleiner Statur wird diese Diät als Dauerkost verwendet. Bei größeren Menschen mit höherem Körpergewicht wird die Kost bis zu 1800—2500 Calorien aufgebaut.

Die bisher besprochenen Behandlungsarten des Diabetes haben das eine Gemeinsame, daß auf verschiedenen Wegen das gleiche Ziel, die Schonung und Leistungssteigerung des kranken Inselorgans, angestrebt wird. Dieses Ziel wird durch verschieden starke Beschränkung der Zuckerbildner (Kohlehydrate und Eiweiß) in allen Abstufungen bis zum tagelangen, vollständigen Hunger zu erreichen versucht. Damit verlassen wir zunächst die Schonkuren und gehen zur Besprechung der Mehlfrüchtekuren über, bei denen trotz reichlicher Zufuhr von Zuckerbildnern eine günstige Wirkung auf den Zuckerhaushalt beobachtet wurde.

Wenn wir von den Vorläufern der Mehlfrüchtekuren (Milchkur DONKINs, sog. Reiskur von DÜRING, Kartoffelkur von MOSSE) absehen, so war es vor allem die Mitteilung v. NOORDENs über die Haferkur 1902, die einen völligen Umschwung in der Behandlung des Diabetes brachte. Die Haferkur geht auf die Zufallsbeobachtung zurück, daß Diabetiker, die wegen dyspeptischer Erscheinungen auf eine ausschließliche Hafersuppenkost gesetzt wurden, sich entgegen der Erwartung in ihrem Zuckerhaushalt, trotz der reichlichen Mehlfrüchtezufuhr, besserten und entweder schon während der Hafertage oder während der anschließenden Gemüsetage zuckerfrei wurden. Die Kur wird folgendermaßen durchgeführt: Der Kranke wird durch Eiweißkost und Gemüsetage, bei schweren Fällen durch einen Hungertag, zur möglichsten Verminderung der Hyperglykämie vorbereitet und dann 1—3 Tage auf eine Kost gesetzt, die aus etwa 250 g Haferflocken oder Hafermehl, verteilt auf 5—7 Portionen, mit ungefähr der gleichen Menge Butter besteht und in Form von Suppen oder Breien verabreicht wird. Die hohen Fettmengen werden nicht immer gut vertragen, so daß W. FALTA 1920 in seiner Monographie erwähnt, daß es bei vielen Fällen besser ist, die Buttermenge stark einzuschränken, evtl. bis auf 70 g. MINKOWSKI (zit. nach FALTA) gibt von vornherein nur 50 g Butter. Neben dem Hafer wird Suppe, Fleischextrakt, Alkohol, Kaffee und Tee gestattet. Zur Erhöhung des Eiweißgehaltes empfiehlt v. NOORDEN 100 g Glidin oder Roborat zu geben. Nach den Hafertagen wird der Patient durch einige Tage auf eine Gemüsekost gesetzt, die allmählich im Eiweißgehalt gesteigert wird. Die Haferkur wurde zunächst von maßgebenden Forschern (NAUNYN, PAVY) abgelehnt, wohl deshalb, weil die reichliche Zufuhr von Mehlfrüchten mit den Grundsätzen der Schonungsbehandlung in vollem Widerspruch stand und eine Erklärung für die Wirkung nicht gegeben werden konnte. Die ursprüngliche Ansicht, daß das Haferkohlehydrat eine spezifisch günstige Wirkung besitzt, mußte fallengelassen werden, als sich zeigte, daß mit Weizenmehl (L. BLUM) ganz gleiche Erfolge zu erzielen sind. Man dachte auch an eine abnorme Dichtung des Nierenfilters durch die Haferkost, wie es durch die Untersuchungen von BARRENSCHEEN und von EPPINGER wahrscheinlich gemacht wurde. Schließlich glaubte man, daß die Zufuhr nur einer Mehlfrüchteart für den Erfolg wesentlich sei. Allen diesen Spekulationen wurde durch die systematischen Untersuchungen W. FALTAs der Boden entzogen, der zeigte, daß auch ein Gemisch von verschiedenen Mehlfrüchten praktisch gleiche Erfolge ergibt und daß die günstige Wirkung auf den niedrigen Eiweißumsatz zurückzuführen sei (vgl. diesbezüglich auch L. BLUM und N. ROTH). W. FALTA baute die kurzfristige Haferkur v. NOORDENs zur langfristigen gemischten Mehlfrüchtekur aus, die in Form der Suppenkost, der Mehlfrüchte-Gemüsekost und der Mehlfrüchte-Gemüse-Rahm-Obstdiät zur Anwendung kommt. Die praktischen Erfolge der Mehlfrüchtekuren bei schweren Fällen waren überraschend gut, wobei sich die langfristige gemischte Mehlfrüchtekur FALTAs, der kurzfristigen Haferkur als überlegen erwies. Wie weitgehend der günstige Einfluß der Mehlfrüchtezufuhr beim Diabetes gehen kann, haben eigene Untersuchungen über die isolierte Toleranzprüfung aus den Jahren

1923—1924 ergeben. Die damaligen Untersuchungen haben folgendes gezeigt: Entzuckert man einen Diabetiker durch einige Tage Fett-Gemüsekost nach PETREN und bestimmt nun die Toleranzgrenze einmal bei ausschließlicher Zufuhr von Mehlfrüchten, weiters bei ausschließlicher Zufuhr von Eiweißsubstanzen und schließlich bei gleichzeitiger Zufuhr von Eiweiß und Mehlfrüchten, so läßt sich zeigen, daß die weitaus höchsten Toleranzen bei ausschließlicher Mehlfrüchtezufuhr erreicht werden. Unter meinem damaligen Material war eine ganze Reihe von gut mittelschweren Diabetikern, die bei der gemischten Toleranzprüfung sehr rasch Zucker im Harn ausschieden, hingegen bei der Mehlfrüchtetoleranzprüfung die Toleranz so hoch war, daß die Leistungsgrenze des Magens ohne Zuckerausscheidung im Harn erreicht wurde. Bei einem Fall, der bei Probediät 80 g Zucker und 5 g Aceton im Harn ausgeschieden hatte, wurden bei der Mehlfrüchtetoleranzprüfung nicht nur 14 Semmeläquivalente (= 560 g Weißbrot), sondern 30 und 60 g Würfelzucker ohne Glykosurie vertragen und erst bei Steigerung der Zuckerzufuhr auf 90 g trat Zucker im Harn auf. Was liegt hier vor? Ist bei diesem Patienten unter der Mehlfrüchtezufuhr das Inselorgan soweit gebessert worden, daß bei dem Schwerdiabetiker im Verlauf von knapp 3 Wochen eine fast normale Leistung des Inselorgans aufgetreten ist und ist unter der Eiweißtoleranzprüfung und der gemischten Toleranzprüfung das Inselorgan wieder so geschädigt worden, daß sich der schwere Charakter der Erkrankung sehr bald durch Zuckerausscheidung im Harn wieder verraten hat? Wir haben seinerzeit diese überraschenden Befunde im Sinne von FALTA mit einer größeren Speicherungsfähigkeit des Organismus während der Mehlfrüchtezufuhr in Zusammenhang gebracht, was nur eine Umschreibung der Anschauung war, daß hier extrainsuläre Faktoren mit im Spiele sein müssen.

Diese Untersuchungen haben jedenfalls mit aller Deutlichkeit gezeigt, daß 1. ein Nahrungsgemisch von Kohlehydraten, Eiweiß und Fett vom Zuckerkranken am schlechtesten vertragen wird, 2. daß eine Eiweiß-Fettnahrung nur wenig günstiger abschneidet und 3. daß eine Mehlfrüchte-Fettkost weitaus am besten vertragen wird. Wir haben seinerzeit, wie schon erwähnt, diese riesigen Mehlfrüchtetoleranzen in Anlehnung an die Anschauungen FALTAs mit dem niedrigen Eiweißumsatz in Zusammenhang gebracht. Wenn man sich aber vor Augen hält, daß auch bei dem PETRENschen Verfahren der Eiweißumsatz auf ein Minimum herabgesetzt wird, so wird es klar, *daß den Mehlfrüchten unabhängig vom Eiweißumsatz eine bisher unverständliche, günstige Wirkung auf den Zuckerhaushalt innewohnen muß.* Wir haben also mit der Tatsache zu rechnen, daß die Mehlfrüchte unter gewissen Bedingungen entgegen dem Schonungsprinzip einen günstigen Einfluß auf die diabetische Stoffwechselstörung haben können. Wir kommen auf die vermutlichen Ursachen dieses „Mehlfrüchte-Paradoxons" später noch ausführlich zurück.

Der Widerstreit der Meinungen, der sich nach der Entdeckung der Haferkur entwickelt hatte, ebbte mit der zunehmenden Anerkennung der praktischen Erfolge der Mehlfrüchtekuren ab. Dabei wurde die Schonungsbehandlung keineswegs aufgegeben. Die Haferkur v. NOORDENs wurde von Haus aus nur als 1—3tägige Schaltkost verwendet, und auch W. FALTA machte bei seinen langfristigen Mehlfrüchtekuren von strengen Schontagen regelmäßig ausgiebigen Gebrauch. FALTA bemühte sich auch, nach Beseitigung der Azidose, die völlige

Entzuckerung durch Gemüsetage und Eiweiß-Fettkost, wenn möglich in jedem Falle, herbeizuführen. Nur bei den allerschwersten Fällen wurde notgedrungen die Mehlfrüchtekost abwechselnd mit Gemüsetagen zu einer Dauerkost, wobei in der Regel die Menge der Mehlfrüchte bis auf 120 g Weißbrotäquivalent reduziert und damit ein Mittelding zwischen der ursprünglichen Mehlfrüchtekur und den Schonkuren erreicht wurde.

Die Einführung des Insulins in die Behandlung des Diabetes brachte nur insoferne eine Änderung, als man von den extremeren Methoden abrückte. Das Vorgehen PETRENs, seine Kost auch bei der Insulinbehandlung zu verwenden, fand keine Nachahmer. Es blieb aber das Schonungsprinzip soweit in Geltung, daß man in der Idee, daß jede Vermehrung der Zuckerbildner eine Steigerung des Insulinbedarfes zur Folge hat, auch unter Insulin eine gewisse Beschränkung der Zuckerbildner (Kohlehydrate und Eiweiß) beibehielt und den restlichen Calorienbedarf durch Fett deckte. In Amerika hielt man auch bei der Insulinbehandlung an der Bestimmung des Calorienbedarfes nach dem Grundumsatz und der Verteilung der Nahrungsmittel nach dem $\frac{K}{A}$-Faktor fest.

Bei dieser Sachlage wirkten die Anschauungen von ADLERSBERG und PORGES in gewissem Sinne revolutionierend.

Wir gehen nun zur Besprechung des Verhandlungsverfahrens dieser Autoren über, das in der letzten Zeit viele Anhänger gefunden hat. Der Calorienbedarf wird dabei vorwiegend durch Eiweiß und Kohlehydrate gedeckt. Die rein diätetische Behandlung wird nur bei den leichteren Fällen mit übernormalem oder normalem Ernährungszustand angewendet. Überernährte Kranke erhalten eine Kost, die den Calorienbedarf unterschreitet, mit möglichst wenig Fett (höchstens 30 g), 100 bis 150 g Eiweiß und mit so viel Kohlehydraten, als ohne stärkere Glykosurie vertragen werden (BANTING-Kost). Bei Fällen in normalem Ernährungszustand deckt die Calorienzufuhr den Bedarf, es wird ebenfalls wenig Fett gegeben, soviel Kohlehydrate als ohne stärkere Glykosurie vertragen werden, der Rest des Nahrungsbedarfes wird durch Eiweiß gebildet. Die Insulinbehandlung wird für alle schwereren Fälle und für leichtere Fälle in unterernährtem Zustand empfohlen. Unter Insulin kommen drei Diätformen zur Verwendung. Bei überernährten Kranken eine Kost, die den Calorienbedarf unterschreitet, mit 120 g Eiweiß, möglichst wenig Fett und so viel Kohlehydraten, als zur Deckung des restlichen Calorienbedarfes nötig sind. Normal ernährte Kranke bekommen eine Erhaltungskost mit normalen Eiweißmengen (60—80 g), wieder möglichst wenig Fett, der Rest wird in Form von Kohlehydraten gegeben. Bei unterernährten Kranken wird eine fettarme Kohlehydratmastkur angewendet. Die Kost überschreitet den Calorienbedarf und besteht aus 60—80 g Eiweiß, etwa 50 g Fett und soviel Kohlehydraten, als der Patient überhaupt zu sich nehmen kann (bis zu 700 g Weißbrotäquivalent). Nötigenfalls wird auch Zucker gegeben. Wir sehen demnach, daß die möglichst weitgehende Beschränkung des Fettes bei dieser Behandlung ganz in den Vordergrund gerückt ist. Außerdem wird die Zufuhr von Zuckerbildnern (Kohlehydrat und Eiweiß) möglichst hoch gehalten, wobei je nach dem Ernährungszustand bzw. je nachdem mit oder ohne Insulin behandelt wird, einmal die Eiweißzufuhr, das andere Mal die Kohlehydratzufuhr im Vordergrund steht. Durch die Aufstellung dieser Leitsätze — möglichste Beschränkung der Fettzufuhr und möglichste Steigerung der Zuckerbildner — begeben sich ADLERSBERG und PORGES in einen vollen Antagonismus zu den Grundsätzen der Schonungstherapie. Theoretisch geht das Verfahren, wie später noch ausführlich besprochen werden wird, auf die Vorstellung zurück, daß hohe Fettzufuhr einerseits und Beschränkung der Kohlehydratzufuhr andererseits die Kohlehydrattoleranz schädigt. Die günstige Wirkung der Schonkuren auf die Hyperglykämie und Glykosurie wird nur als kurzdauernder, symptomatischer Erfolg gewertet, während mit den fettarmen und an Zuckerbildnern reichen Kostformen eine kurative (heilende) Wirkung auf die diätetische Stoffwechselstörung mit einem guten Dauererfolg erzielt werden soll. Die hohe Zufuhr an Zuckerbildner soll, ganz im Gegensatz zur Schonungsbehandlung, durch ein „Training" die Funktion des kranken Inselorgans bessern.

In einem gewissen Zusammenhang mit dem Vorgehen von ADLERSBERG und PORGES steht das von v. NOORDEN in letzter Zeit verwendete Behandlungsverfahren. Auf die große Zahl von Kostformen, die auf weitest gehende Individualisierung und Abwechslung eingestellt sind, kann hier nicht näher eingegangen werden und muß diesbezüglich auf das Lehrbuch von v. NOORDEN und ISAAK „Die Zuckerkrankheit und ihre Behandlung" 1927 und das „Verordnungsbuch und diätetischer Leitfaden für Zuckerkranke" 1932 verwiesen werden. Als wesentlich kann festgestellt werden, daß v. NOORDEN die fettarmen Kostformen besonders bevorzugt. Als Routinebehandlung mit fettarmer Kost kann folgendes Vorgehen angesehen werden: Nach einem einleitenden Hungertag erhält der Kranke durch 3 Tage eine fettfreie und salzfreie Obst-Gemüsediät (Salat-Obst-Dampfgemüse-Diät), dann folgt langsamer Aufbau der Kost durch mageres Fleisch, später durch fettärmste Kohlehydratträger (Zerealien). Erst nach Ablauf einer Woche werden ansteigende Fettmengen bis 40 g gegeben. Der Kohlehydratgehalt der Kost soll in den ersten Monaten auch bei leichteren Fällen die Menge von 200 g Weißbrot (120 g Kohlehydrat) nicht übersteigen. Bei der Dauerkostverordnung wird die Fettmenge mitunter bis 60 g erhöht und zur Vermeidung von andauerndem Gewichtsverlust die Einschaltung von 1—2 fettreichen Eiweiß- bzw. Kohlehydrat- bzw. Gemüsetagen empfohlen. Die fettreichen Einschiebsel können auch in Form von 1—2 Wochen dauernden Perioden von abwechselnden Eiweiß- und Gemüsetagen alle 1—2 Monate während der fettarmen Dauerkost verwendet werden. Dieser Behandlung liegt die Schonung des kranken Inselorgans und die Entlastung der Teilfunktionen der Leber durch die Anwendung des Ein- und Zweinährstoffprinzipes zugrunde. Außerdem sieht v. NOORDEN in der abwechselnden Anwendung von in der Zusammensetzung nach dem Ein- und Zweinährstoffprinzip aufgebauten aber sonst verschiedenen Kostformen einen wesentlichen Faktor der Behandlung (Wechselkost-Zickzackkost).

Der Vollständigkeit halber muß noch erwähnt werden, daß in jüngster Zeit STOLTE für die Behandlung des kindlichen Diabetes mit Insulin eine freigewählte zuckerhaltige Kost empfohlen hat.

III. Die theoretische Grundlage der einzelnen Behandlungsverfahren.

Wenn wir die bisher besprochenen Behandlungsverfahren bezüglich ihrer theoretischen Grundlagen genauer betrachten, so lassen sich zwei große Gruppen voneinander trennen. Die erste Gruppe umfaßt jene Verfahren, die auf verschiedenen Wegen durch eine Beschränkung der Zuckerbildner eine Entlastung und Schonung des Inselorgans anstreben.

Zur Schonungsbehandlung sind zu rechnen:

1. Die Behandlung durch Entzug der Kohlehydrate bei freigewählter (hoher) Eiweiß- und Fettzufuhr.

2. Die Behandlung mit Entzug der Kohlehydrate und gleichzeitiger Beschränkung der Eiweißzufuhr. Fettzufuhr hoch. Verschärfung dieser Behandlung durch Einschaltung von Gemüse- und Hungertagen.

3. Die Kuren mit langdauernder ausschließlicher Gemüse-Fettkost.

4. Die Hungerkuren mit systematischer chronischer Unterernährung.

5. Die Behandlung mit formelmäßiger Bestimmung der Kost, basierend auf einer fixen Eiweißzufuhr ($^2/_3$ g pro Kilogramm), mit möglichst geringer Kohlehydratzufuhr, soweit die Einstellung des $\frac{K}{A}$-Faktors dies erlaubt und der Bestimmung des Calorienbedarfes nach dem Grundumsatz.

Die unter 1 bis 3 erwähnten Behandlungsarten mit zunehmender Verschärfung des Entzuges der Zuckerbildner sind als Schonkuren ohne weiters verständlich. Bei den Fett-Gemüsekuren (PETREN, NEWBURG und MARSH) kommt die möglichst niedrige Einstellung des Eiweißumsatzes als Behandlungsprinzip zur einfachen Schonung hinzu. Die Wirkung von Hunger und Unterernährung ist sowohl durch die Beschränkung der Zuckerbildner, wie auch durch die Erniedrigung des Gesamtumsatzes verständlich. Bezüglich der Bewertung dieses Behandlungsprinzipes muß man sich aber vor Augen halten, daß eine Fett-Gemüsekost mit genügender Calorienzufuhr dem Hunger und der Unterernährung durch Senkung des endogenen Eiweißumsatzes überlegen sein kann (eiweißsparende Wirkung des Fettes). Die Behandlung mit formelmäßig errechneten Kostformen schalten wir im folgenden aus, da der dieser Berechnung als wesentlich zugrunde liegende $\frac{K}{A}$-Faktor theoretisch wohl beachtenswert ist, aber durch die praktischen Erfahrungen widerlegt scheint.

Wir kommen nun zur Besprechung jener Behandlungsverfahren, bei denen entgegen dem Schonungsprinzip reichlich Zuckerbildner zugeführt werden. Hierher sind zu rechnen:

1. Die Haferkur v. NOORDENs, 2. die gemischte Mehlfrüchtekur W. FALTAs, 3. das Behandlungsverfahren von ADLERSBERG und PORGES.

Diesen Verfahren ist die reichliche Belastung mit Zuckerbildnern gemeinsam, sie unterscheiden sich aber wesentlich durch die Fett- und Eiweißzufuhr. Während bei der Haferkur und der gemischten Mehlfrüchtekur reichlich Fett und möglichst wenig Eiweiß gegeben werden, ist für das Verfahren von ADLERSBERG und PORGES die äußerste Beschränkung des Fettes bei mittleren, unter Umständen sogar hoher Eiweißzufuhr, charakteristisch. Die günstige Wirkung der Mehlfrüchtekuren wurde von FALTA mit dem niedrigen Eiweißumsatz in Zusammenhang gebracht. Mit dieser Erklärung konnte man sich bisher begnügen, als ja auch bei diesen Kuren immerhin die Mehlfrüchtezufuhr nicht unbegrenzt war und außerdem auf die gleichzeitige Anwendung des Schonungsprinzipes nicht verzichtet wurde. Man muß sich weiters vor Augen halten, daß die Haferkur überhaupt nur als 1—3tägige Einschaltung während einer Schonkur verwendet wird und bei der gemischten Mehlfrüchtekur neben der Vorbereitung durch strenge Gemüsetage, immer wieder jeden 4. Tag ein Gemüsetag zwischengeschaltet wird.

v. Noorden versucht in letzter Zeit die Wirkung der Haferkur, sowie der von ihm verwendeten fettarmen- und eiweißreichen Kostformen mit Kohlehydraten durch die Anwendung des Zweinährstoffprinzipes zu erklären. Die günstige Wirkung des Prinzipes soll in der Entlastung der Teilfunktionen der Leber bestehen. Diese Vorstellung ist äußerst einfach und auf den ersten Blick sehr einleuchtend. Sie kann aber die schon bei den Mehlfrüchtekuren beobachtete überlegene Wirkung der Kohlehydrate nicht erklären. Diese Überlegenheit der Mehlfrüchte zeigte sich ganz besonders bei der isolierten Toleranzprüfung.

Die von mir mehrfach beobachtete Tatsache, daß ein klinisch schwerer Fall von Diabetes bei der isolierten Prüfung der Mehlfrüchtetoleranz im Verlauf von 14 Tagen soviel Mehlfrüchte ohne Zuckerausscheidung verträgt, als sein Magen überhaupt bewältigen kann, drängt den Schluß auf, daß den Mehlfrüchten neben einer schädlichen Wirkung durch Belastung des Inselorgans, noch ein bisher unbekanntes günstiges Prinzip innewohnen muß. Bei meinen Untersuchungen wurde wohl eine Vorbehandlung mit Petrenscher Kost bis zur Entzuckerung vorgenommen (Anwendung des Schonungsprinzipes) hingegen erfolgte die ansteigende Belastung bei der Toleranzprüfung *ohne* Zwischenschaltung von Schontagen. Eine vermehrte Belastung des Inselorgans muß also nicht unter allen Umständen schädlich sein, sondern kann sich ganz im Gegensatz sehr günstig auf den Zuckerhaushalt auswirken. Sehr deutlich wird dieses Verhalten auch bei dem Behandlungsverfahren von Adlersberg und Porges. Diese Autoren erheben die vermehrte Belastung des Inselorgans bei gleichzeitiger Fettbeschränkung zu dem nach ihrer Meinung wirksamsten Behandlungsprinzip. Die Autoren vertreten die Ansicht, daß ihre Kostformen einerseits durch den Entzug des „schädlichen“ Fettes und andererseits durch ein Training des kranken Inselorgans günstig wirken. Wenn diese Anschauung richtig wäre, dann müßte man logischerweise die alte Schonungsbehandlung mit kohlehydratarmen und fettreichen Kostformen grundsätzlich ablehnen.

IV. Problemstellung.

Wenn wir die in groben Umrissen geschilderte Entwicklung der Behandlung des Diabetes überblicken, so sehen wir, daß wir mit dem Behandlungsverfahren von Adlersberg und Porges an einem Punkte angelangt sind, der zu einer Entscheidung drängt. Folgende Fragen müssen einer möglichst klaren Prüfung unterzogen werden.

1. Wirkt eine kohlehydratarme und fettreiche Kost schädlich auf den Zuckerhaushalt und wenn ja, wie ist diese Wirkung zu erklären?

2. Hat das Fett eine „schädliche“ Wirkung auf den Zuckerhaushalt?

3. Wie wirkt das Prinzip der vermehrten Belastung mit Zuckerbildnern, und gibt es ein „Training“ des diabetischen Inselorgans?

Um zu einer Beantwortung dieser Fragen zu kommen ist es notwendig, sich zunächst mit dem Begriff der Gegenregulation kritisch auseinanderzusetzen.

V. Die Gegenregulation und ihre Bedeutung für das Wesen und die Behandlung der diabetischen Stoffwechselstörung.

Unter dem faszinierenden Eindruck der Entdeckung des experimentellen Pankreasdiabetes durch v. MERING und MINKOWSKI wurde bis in die jüngste Zeit die Rolle des Inselorgans in der Pathogenese der diabetischen Stoffwechselstörung ganz in den Vordergrund gerückt. Dementsprechend ist es auch bis heute allgemein üblich, alle Probleme der Behandlung des Diabetes einseitig nur vom Standpunkt der Beeinflussung des Inselorgans zu beurteilen. Nun haben aber schon die alten Untersuchungen von CLAUDE BERNARD über den Zuckerstich gezeigt, daß Läsion einer bestimmten Stelle am Boden des IV. Ventrikels zu Hyperglykämie und Glykosurie führt. Wie die weiteren Untersuchungen ergeben haben, nimmt diese zentrale Erregung ihren Weg über den Splanchnicus zu den Nebennieren und außerdem direkt zu der Leber. In diese Zeit fällt auch die wichtige Entdeckung der Adrenalinglykosurie durch V. BLUM. Durch diese Forschungen war bereits klargestellt, daß es unabhängig von einer Beeinflussung des Inselorgans sowohl zentral-nervöse, als auch hormonale Kräfte im Körper gibt, die Hyperglykämie und Glykosurie erzeugen, also diabetogen wirken können. EPPINGER, FALTA und RUDINGER haben in den Studien über die Wechselwirkung der Drüsen mit innerer Sekretion neben dem Adrenalinorgan auch die Schilddrüse als Antagonisten des Inselorgans erkannt. G. ZUELZER war der erste, der die Bedeutung der Gegner des Inselorgans, speziell des Adrenalins für die Entstehung der diabetischen Stoffwechselstörung klar erkannt und in dem bekannten Satz formuliert hat: „Jeder Diabetes ist ein negativer Pankreasdiabetes und ein positiver Adrenalindiabetes.“ ZUELZER versuchte auch durch die gleichzeitige Exstirpation des Pankreas und Unterbindung der Nebennierenvenen, seine Ansicht experimentell zu erhärten. Die Einführung des Insulins in die Behandlung des Diabetes hat weitere Beiträge zu dieser Frage geliefert. Die zauberhafte Wirkung des Insulins auf die diabetische Stoffwechselstörung bei den meisten Fällen stützt zunächst die Auffassung des Diabetes als einer Insulinmangelkrankheit. Wäre aber der Grad der Stoffwechselstörung in jedem einzelnen Fall ausschließlich durch einen verschieden großen Mangel an Insulin bedingt, dann müßte man erwarten, daß bei den schwereren Fällen mehr und bei den leichteren Fällen weniger Insulin zur Entzuckerung nötig ist. In diesem Falle müßte sich auch leicht jene Menge von Harnzucker berechnen lassen, die durch eine Einheit Insulin zum Verschwinden gebracht werden kann (Glucoseäquivalent des Insulins). Daß dies nicht zutrifft, hat sich aber sehr bald nach der Entdeckung des Insulins gezeigt. Es wurden Fälle von Diabetes beobachtet, bei denen das Insulin kaum wirkt, eine Erscheinung, die als Insulinresistenz bezeichnet wurde (V. JAKSCH, FALTA, UMBER u. a.). Gleichzeitig wurden auch Fälle mit einer besonderen Insulinüberempfindlichkeit bekannt. Es handelt sich um Patienten mit Bronce-Diabetes und Cirrhose broncé (FALTA) und von Addison (MARAÑON, UMBER). FALTA führte die Insulinresistenz bei seinem Fall auf eine vermehrte Ansprechbarkeit des Adrenalinorgans zurück und meinte, daß es sich mehr um einen „adrenalinogenen“ als „insulären“ Diabetes handle, eine Ansicht, die später auch von UMBER für seine Beobachtungen angenommen wurde. In Übereinstimmung damit wäre die Insulinüberempfindlichkeit durch eine abnorm geringe Aktivität des Adrenalinorgans zu verstehen. Nach der

Ansicht Faltas wäre also der Gegenspieler des Insulins (Gegenregulation) im Adrenalin gegeben. Falta hat auch die Ansicht ausgesprochen, daß die Blutzuckerregulation vermutlich durch ein im Hirnstamm liegendes Adrenalin- und Insulinzentrum beeinflußt wird. Jede Überzuckerung soll zu einer Erregung des Insulinzentrums, jede Unterzuckerung zu einer Erregung des Adrenalinzentrums führen. Bei dieser Selbststeuerung des Blutzuckers würde im Sinne von L. Pollak das Blutzuckerniveau selbst den adäquaten Reiz für diese Zentren abgeben. Die Ansicht Faltas hat durch die experimentellen Untersuchungen der letzten Jahre eine wesentliche Stütze erhalten. Wir verweisen hier auf die Arbeiten von D. de la Paz, Aschner, Roussy, Kahn, Tournade und Chabrol, Houssay, Lewis und Mollinelli, Zuntz, La Barre u. v. a. Wenn auch zugegeben werden muß, daß das Adrenalin der wichtigste Gegenspieler des Insulins sein dürfte, so darf nicht vernachlässigt werden, daß der Kreis der Insulinantagonisten doch viel größer ist. Daß das Schilddrüsenhormon den Insulingegnern zuzurechnen ist, haben schon die früher zitierten Untersuchungen von Eppinger, Falta und Rudinger gezeigt. Während diese Autoren aber ursprünglich den Standpunkt vertreten haben, daß ein Plus an Schilddrüsenr hormon zu einer Hemmung der hormonalen Pankreasfunktion führt und umgekehrt, hat W. Falta diese Ansicht später dahin korrigiert, daß ein Plus der einen Hormondrüse zu einer reaktiven Mehrarbeit des Antagonisten führt. In der gleichen Weise wurde von Falta auch der Antagonismus zwischen Pankreas und chromaffinem System gedeutet. *Eigene*, gemeinsam mit Hasenöhrl durchgeführte Untersuchungen über die Funktionsprüfung des Inselorgans bei Fällen von Basedow sprechen für die Richtigkeit dieser Ansicht. Neben dem chromaffinen System und der Schilddrüse kommt der Hypophyse die Rolle eines Insulinantagonisten zu. Steigerung des Blutzuckers nach Injektion von Pituitrin wurde von zahlreichen Autoren beobachtet (Borchardt, E. Goetsch, H. Cushing und C. Jacobson, Myrmann, Tingle und Jmrie, Labbé, Nitzescu und Ramneantu, Partos und Katz-Klein, Blotner und Fitz u. a.). Einige Autoren lehnen allerdings eine regelmäßige Steigerung des Blutzuckers durch Pituitrin ab (Dresel, Stenström, Burn, Raab). Mit Ausnahme von Raab haben aber diese Forscher durchwegs, wenn auch nicht regelmäßig, deutliche Blutzuckersteigerung durch Pituitrin erzielt. Dresel erklärt die Blutzuckersteigerung durch die Aufregung bei der Injektion und beachtet nur die nachher folgende Blutzuckersenkung. Stenström hielt die beträchtlichen Blutzuckersteigerungen bei venöser Injektion für toxisch bedingt. *Eigene*, gemeinsam mit Hasenöhrl und Schönbauer durchgeführte Untersuchungen haben regelmäßig deutliche Blutzuckersteigerungen nach venöser Pituitrininjektion ergeben. Die Steigerung des Blutzuckers ist nur von kurzer Dauer und nach 1 Stunde abgeklungen. Gleiches scheint auch für die subcutane Injektion zu gelten. Die negativen Befunde von Raab sind durchaus verständlich, da er den Blutzucker nur in Intervallen von zwei Stunden nach der Injektion untersucht hat. Nach den früher erwähnten eigenen Untersuchungen kommt die blutzuckersteigernde Wirkung nur dem pressorischen Prinzip (Pitressin) des Hinterlappens und nicht dem Pitocin zu. Nach den Forschungsn der jüngsten Zeit sind auch im Vorderlappen der Hypophyse Substanzen enthalten, die dem Insulin entgegenwirken. B. H. Houssay hat die umfangreiche Literatur über diesen Gegenstand zusammengestellt. Besonders bemerkenswert sind die Versuche an Kröten mit

Exstirpation des drüsigen Lappens der Hypophyse. Bei diesen Tieren ist die Adrenalin- und Morphiumhyperglykämie geringer als bei den Kontrolltieren. Nach Exstirpation des Pankreas steigt der Blutzucker nur wenig oder gar nicht an. Bei Hunden wurde nach Exstirpation der Hypophyse Verminderung des endogenen Eiweißumsatzes, besondere Neigung zu Hypoglykämie nach Insulinzufuhr oder bei längerem Hunger, sowie längeres Überleben nach Entfernung des Pankreas beobachtet. Aus dem bisher Gesagten geht hervor, daß der Kreis der Insulinantagonisten jedenfalls sehr groß und in vieler Beziehung noch nicht genügend erforscht ist. Noch weit geringer sind unsere Kenntnisse über die genauere Art der Gegenwirkung der einzelnen Faktoren. Dies liegt zum Teil darin, daß wir augenblicklich noch nicht über den feineren Mechanismus der Insulinwirkung selbst unterrichtet sind. Nach der Aviditätstheorie W. FALTAs steigert das Insulin ganz allgemein die Zuckergierigkeit sämtlicher Körperzellen. Im speziellen soll nach dieser Vorstellung durch Insulin die Zuckerabgabe in der Leber gedrosselt und die Zuckeraufnahme in der Peripherie gesteigert werden. Was mit dem vermehrt in die Zellen aufgenommenen Zucker weiter geschieht, ob Stapelung als Glykogen oder Verbrennung erfolgt, soll möglicherweise von anderen Faktoren (vorheriger Glykogengehalt, Verbrauch usw.) abhängen. v. NOORDEN vertritt seit Jahren den Standpunkt, daß bei einem Minus an Insulin die ungehemmte Zuckerbildung in der Leber das wichtigste sei, während der Verbrauch in der Peripherie im Gegensatz zu MINKOWSKI (Minderverbrauchstheorie) ungestört sei. L. POLLAK sieht ebenfalls in der vermehrten Zuckersekretion der Leber die wichtigste Störung bei einem Mangel an Pankreashormon. Daneben ist aber in der Peripherie eine Störung der Zuckeraufnahme und der Glykogenbildung aus Zucker anzunehmen, während die Verbrennung des Zuckers in der Zelle nicht gestört zu sein scheint. STAUB nimmt als Wesen der Insulinwirkung die Beschleunigung des Zuckerumsatzes bei niedrigem Blutzuckerniveau an. Die nicht ins Detail gehende Ansicht FALTAs, daß das Insulin die Zuckerabgabe in der Leber drosselt und die Zuckeraufnahme aus dem Blut in die Zelle vermehrt, ist durch klinische und experimentelle Untersuchungen gut fundiert und steht in keinem Widerspruch zu den bisher erhobenen Tatsachen über die Insulinwirkung. Wenn wir uns an diese Vorstellung halten, müssen wir bezüglich der Insulinantagonisten erwarten, daß sie die Zuckerabgabe in der Leber beschleunigen bzw. die Zuckeraufnahme in der Peripherie hemmen. Wir wollen im folgenden die Gesamtheit der nervösen und hormonalen Insulinantagonisten als „*Gegenregulation*“ bezeichnen. Klinische Beobachtungen haben HASENÖHRL und mich veranlaßt, die Gegenregulation bezüglich ihrer beiden Angriffspunkte in der Leber und im Gewebe zu differenzieren und zwischen einer Gegenregulation in der Leber und im Gewebe zu unterscheiden. Über die Beteiligung der einzelnen Faktoren an der Leber- und Gewebegegenregulation ist bisher wenig Sicheres bekannt. Vom Adrenalin wissen wir, daß es sowohl die Leber- als auch die Gewebegegenregulation beeinflußt, indem es zu einer vermehrten Zuckerabgabe in der Leber und zu einer Hemmung der Zuckeraufnahme in der Peripherie führt.

Bezüglich der übrigen Komponenten der Gegenregulation haben HASENÖHRL und ich unsere sehr lückenhaften Kenntnisse in einem Schema veranschaulicht, auf dessen Widergabe hier verzichtet wird. Für unsere weiteren Ausführungen wollen wir uns mit der Tatsache begnügen, daß ein sehr komplexer

Mechanismus im Körper existiert, dem die wichtige Aufgabe zukommt, die Tätigkeit des Inselorgans zu kontrollieren. Der normale Ablauf des Kohlehydratstoffwechsels ist an die richtige Balance von Inselorgan und Gegenregulation gebunden. Jedes Überwiegen der Gegenregulation führt zu einem Ansteigen, jedes Überwiegen des Inselprinzipes zu einer Senkung des Blutzuckers. Beim gesunden, hungernden Menschen ist diese Balance so fein eingestellt, daß gerade soviel Zucker von der Leber ins Blut abgegeben wird, als in der Peripherie verbraucht wird, wodurch die Konstanz des Blutzuckerspiegels garantiert wird. Nach Nahrungs-, besonders Kohlehydratzufuhr wird diese Balance vorübergehend gestört, wobei nach einer wellenartigen Schwankung das Ausgangsniveau wieder erreicht wird. Das Verhalten der Blutzuckerkurve nach Zuckerzufuhr soll diese Verhältnisse kurz erläutern (vgl. Abb. 1).

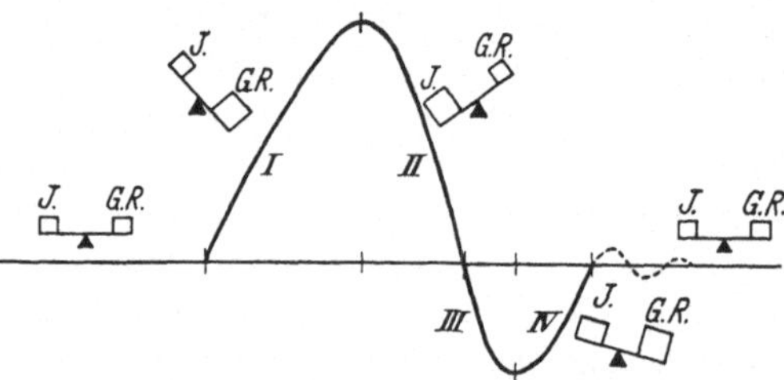

Abb. 1. Verhalten der Blutzuckerkurve nach Zuckerzufuhr.

Im Hungerzustand halten sich nach diesem Schema Insulin und Gegenregulation die Waage. In der 1. Phase der Blutzuckerkurve, die durch einen steilen Anstieg des Blutzuckers gekennzeichnet ist, nehmen wir ein Überwiegen der Gegenregulation über das Inselprinzip an. Wir übergehen dabei wissentlich den alten Streit, ob der Blutzuckeranstieg ausschließlich durch einen Übertritt des Zuckers vom Darm in die Leber und weiter in die Blutbahn bedingt ist (Resorptionstheorie), oder durch eine reflektorisch verursachte Mobilisierung von Leberzucker (Reiztheorie). Wichtig für unsere Vorstellung ist nur, daß wir nach Zuckerzufuhr ein primäres Ansprechen der Gegenregulation annehmen. Das Überwiegen der Gegenregulation führt zu einer vermehrten Zuckerabgabe in der Leber. In der II. Phase der Kurve, die ein rasches Absinken des Blutzuckers zeigt, kommt es zu einem reaktiven Gegenstoß des Inselorgans, wobei im Sinne von FALTA und POLLAK der erhöhte Blutzucker den adäquaten Reiz für das Inselorgan abgeben mag. In dieser II. Phase der Blutzuckerkurve nehmen wir also ein Überwiegen des Inselorgans über die Gegenregulation an, bedingt durch eine reaktive Mehrproduktion von Insulin. Der Überschuß an Insulin wurde erstmalig von STAUB durch seine bekannten Transfusionsversuche nachgewiesen. FALTA und BOLLER haben vor kurzem diesen Befund bestätigt. Ob es in der II. Phase der Kurve neben der vermehrten Ausschüttung von Insulin auch gleichzeitig zu einer Dämpfung der Gegenregulation kommt, ist bis jetzt nicht bekannt. Feststehend ist, daß der Blutzuckerabfall nach Erreichen des Ausgangswertes nicht Halt macht, sondern regelmäßig ein Unterschreiten des Nüchternwertes auftritt (III., hypoglykämische Phase). Die hypoglykämische Phase ist von einer großen Zahl von Autoren festgestellt worden (LIEFMANN und STERN, BÖNNINGER und FRANK, BANG, CHRISTOFFEL, NONNENBRUCH und SZYSKA, LIPSCHÜTZ, TALLERMANN, BRÖSAMLEN, GÖTZKY, FOLIN und BERGLUND, STAUB, eigene Untersuchungen mit HASENÖHRL). In dieser Phase der Blutzuckerkurve können, wie HASENÖHRL und ich gezeigt haben, ausgesprochen hypoglykämische Erscheinungen, Zittern, Schwitzen, Heißhunger usw. vorhanden sein. In der IV. Phase steigt endlich der Blutzucker wieder zum Ausgangsniveau an, wobei wieder im Sinne von FALTA der subnormale Blutzucker den Reiz auf die Gegenregulation abgeben dürfte. Es ist anzunehmen, daß diesen nachweisbaren Schwankungen im Blutzuckerspiegel noch kleinere Wellen folgen, die aber mit unseren Untersuchungsmethoden nicht mehr sicher nachzuweisen sind. Für die Richtigkeit der Ansicht, daß der Blutzuckeranstieg nach Zuckerbelastung mit einer primären Reizung der Gegenregulation zusammenhängen dürfte, sprechen die eigenen, gemeinsam mit HASENÖHRL und SCHÖNBAUER durchgeführten Untersuchungen mit Entnervung der Leber. Wir konnten zeigen, daß bei Hunden der Blutzuckeranstieg nach Dextrosezufuhr durch diesen Eingriff deutlich abgeschwächt werden kann. Diese Untersuchungen zeigen weiter, daß dem Nervensystem ein wesentlicher Anteil an der Gegenregulation zukommt. Wie groß die primäre Reizwirkung des Zuckers auf die Gegenregulation sein kann, zeigen Untersuchungen von BOLLER und ÜBERRACK, denen es auch durch hohe Dosen von Insulin (100 E.) beim Normalen nicht gelungen ist, die alimentäre Hyperglykämie zu unterdrücken. Die vorgetragenen Ansichten über das Zustandekommen der Blutzuckerkurve nach Zuckerbelastung bedürfen gewiß noch weiterer Fundierung, sie stehen aber mit den beobachteten Tatsachen in gutem Einklang. Unabhängig davon halten wir aber ganz allgemein daran fest, daß der normale Ablauf des Zuckerstoffwechsels an die richtige Balance von Insulin und Gegenregulation gebunden ist.

Der Diabetes als Balancestörung zwischen Inselorgan und Gegenregulation. Die bisherigen Ausführungen bringen es zwangsläufig mit sich, daß wir die diabetische Stoffwechselstörung nicht ausschließlich durch einen verschieden großen Mangel an Insulin erklären können, sondern als wesentlich eine Balancestörung von Insulin und Gegenregulation mit Überwiegen der letzteren annehmen müssen. Dabei stehen wir auf dem Standpunkt, daß bei der überwiegenden Mehrzahl der Fälle eine gewisse Minderleistung des Inselorgans die Hauptursache der Balancestörung ist. Wie ich bereits 1930 in einem Gastvortrag in Salzburg ausgeführt habe, gibt es Fälle, bei denen nach dem klinischen Verhalten der Inseldefekt ganz im Vordergrund der Störung steht und die Gegenregulation nach Art einer Selbsthilfe des Organismus auf ein subnormales Niveau eingestellt sein dürfte (insulärer Diabetes). Diesem, gut auf Insulin reagierenden Typus stehen die insulinresistenten Fälle gegenüber, bei denen eine vermehrte Aktivität der Gegenregulation als wesentlich für die Störung verantwortlich gemacht werden muß (Gegenregulationsdiabetes). Zwischen den beiden Extremen sind alle möglichen Übergänge anzunehmen. W. FALTA ist in letzter Zeit auf Grund klinischer und experimenteller Tatsachen zur Aufstellung eines insulären und insulinresistenten Diabetestypus gekommen.

Die Auffassung des Diabetes als einer Balancestörung zwischen zwei antagonistischen Systemen ist nicht nur von theoretischem Interesse, sondern auch für die Behandlung von großer Bedeutung. Während man bisher alle therapeutischen Fragen beim Diabetes ausschließlich vom Standpunkte des Inselorgans (Entlastung, Schonung, Training) betrachtet hat, ergibt sich nun die Möglichkeit und Notwendigkeit, bei unserem therapeutischen Handeln die Beeinflussung der Gegenregulation neben dem Inselorgan mitzuberücksichtigen. Eine Balancestörung kann rein theoretisch nicht nur durch Stärkung des Agonisten, sondern auch durch Schwächung des Antagonisten gebessert oder behoben werden. Auf die Verhältnisse beim Diabetes übertragen heißt das, die

Stoffwechselstörung kann nicht nur durch Besserung der Inselfunktion, sondern auch durch Schwächung der Gegenregulation günstig beeinflußt werden. Für die prinzipielle Richtigkeit dieses Gedankenganges sprechen eine Reihe experimenteller Tatsachen. Hierher gehört das Experiment von Zuelzer mit gleichzeitiger Exstirpation des Pankreas und Unterbindung der Nebennierenvenen zur Ausschaltung des Adrenalinantagonisten. Ein analoger Versuch wurde mit einer glücklicheren Technik von G. Viale (zit. nach Ciminata) ausgeführt.

A. Ciminata hat gezeigt, daß durch beiderseitige Entnervung der Nebennieren der Diabetes nach partieller Pankreatektomie beim Hund günstig beeinflußt werden kann. Hasenöhrl, Schönbauer und *ich* haben nach Durchschneidung der Nerven im Leberhilus bei vorher partiell pankreatektomierten Hunden ein Normalwerden der erhöhten Blutzuckerkurve nach Zuckerbelastung beobachtet. Houssay und Biasotti haben beim totalen Pankreasdiabetes des Hundes durch gleichzeitige Exstirpation der Hypophyse, geringere Glykosurie und Acetonurie speziell während des Hungerns, geringere Gewichtsabnahme und viel längeres Überleben nach der Operation im Vergleich zu den Kontrollen mit intakter Hypophyse festgestellt. *Alle diese Versuche zeigen eindeutig, daß es unabhängig von einer direkten Beeinflussung des Inselorgans möglich ist, durch Dämpfung von Teilfaktoren der Gegenregulation (Adrenalinorgan, Hypophyse, Nervensystem) Störungen im Zuckerhaushalt zu bessern oder zu beheben. Bei Anerkennung dieser Befunde ist es in Hinkunft notwendig, bei allen Fragen des Zuckerhaushaltes neben dem Inselorgan auch die Gegenregulation als maßgebenden Faktor zu berücksichtigen.*

Funktionsprüfung der Gegenregulation. Wir haben im vorhergehenden Abschnitte der Gegenregulation eine entscheidende Rolle bei der Regulation des Zuckerstoffwechsels zuerkannt. Es ergibt sich daher die Frage, wie wir den Aktivitätszustand der Gegenregulation fallweise prüfen können. Wir verwenden zu diesem Zwecke den Radoslav*schen Insulinversuch.* (Subcutane Injektion von 14 Einheiten Insulin in nüchternem Zustand und Blutzuckerbestimmung vorher, sowie nach 1, 2, 3 und 4 Stunden.) Da wir bei diesem Versuch immer die gleiche Insulinmenge geben, gestattet uns die Stärke des Blutzuckerabfalles einen Rückschluß auf den Aktivitätszustand der Gegenregulation. Bei geringem Blutzuckerabfall schließen wir auf eine starke Gegenregulation und umgekehrt, bei einem starken Blutzuckerabfall auf eine schwache Gegenregulation. Dabei nehmen wir an, daß uns die capillare Blutzuckerkurve nach Insulininjektion vorwiegend über die Gegenregulation in der Leber unterrichtet. Zur Prüfung der Gegenregulation im Gewebe haben daher Hasenöhrl und *ich* diesen Versuch durch gleichzeitige Bestimmung der venösen Blutzuckerkurve ergänzt. Große, capillarvenöse Spannungen beim Insulinversuch weisen auf eine schwache, geringe Spannungen auf eine starke Gegenregulation im Gewebe hin. Bei den folgenden Untersuchungen an normalen Menschen haben wir uns mit der Bestimmung der capillaren Blutzuckerkurve begnügt, da beim Nichtdiabetiker die capillar-venösen Spannungen beim Insulinversuch zu gering sind, um praktisch verwertet werden zu können.

Wir gehen nun zur Besprechung der früher aufgeworfenen Fragen über, wobei neben dem Inselorgan immer die Gegenregulation besonders berücksichtigt werden wird.

VI. Kritische Erörterung der früher aufgestellten Probleme.

ad 1. *Wirkt eine kohlehydratarme und fettreiche Kost schädlich auf den Zuckerhaushalt und wenn ja, wie ist diese Wirkung zu erklären?*

ADLERSBERG und PORGES haben als eine wesentliche Stütze ihres Lehrgebäudes Versuche herangezogen, die zeigen, daß die Toleranz für Kohlehydrate beim Gesunden, durch mehrtägige Ernährung mit einer kohlehydratarmen Eiweiß-Fettkost geschädigt wird. Diese Autoren finden in Übereinstimmung mit TRAUGOTT, STAUB, FRANK und LEISER, MALMROS, SHIRLEY SWEENEY u. a., daß nach einer Vorperiode mit kohlehydratarmer Eiweiß-Fettkost die Blutzuckerkurve nach Dextrosebelastung viel höher ansteigt als bei den Kontrolluntersuchungen nach einer Vorperiode mit kohlehydratreicher, gemischter Kost. Bei den Zuckerbelastungsversuchen im Anschluß an die kohlehydratarme Vorperiode kommt es mitunter auch zur Zuckerausscheidung im Harn. Wie ist dieser Befund zu erklären? ADLERSBERG und PORGES nehmen an, daß durch den mehrtägigen Entzug der Kohlehydrate beim Gesunden eine Schädigung des Inselorgans auftritt und bringen diese Erscheinung in Analogie zum Hungerdiabetes. ADLERSBERG und PORGES haben auch nachgewiesen, daß diese Verschlechterung der Kohlehydrattoleranz nach dem Übergang der Eiweiß-Fettkost auf die ursprüngliche kohlehydratreiche, gemischte Kost noch durch einige Tage anhält. Diese Deutung der Versuche ist bei ausschließlicher Berücksichtigung des Inselorgans sehr einleuchtend, kann aber bei genauerem Zusehen nicht aufrechterhalten werden. HASENÖHRL und *ich* haben uns zu zeigen bemüht, daß wir bei der Funktionsprüfung des Inselorgans mit Zucker neben dem hyperglykämischen Teil der Blutzuckerkurve auch die hypoglykämische Phase berücksichtigen müssen. ADLERSBERG und PORGES haben ihre Blutzuckerkurven nach 2, längstens 3 Stunden abgebrochen. Verfolgt man nun bei derartigen Versuchen aber die Blutzuckerkurve über die 3. Stunde hinaus (eigene Untersuchungen mit HASENÖHRL), so zeigt sich, daß die erhöhte Blutzuckerkurve nach der Vorperiode mit Eiweiß-Fettkost nach der 3. Stunde steil absinkt und eine stärkere hypoglykämische Phase aufweist, als die Kurve nach der Vorperiode mit gemischter Kost (vgl. Abb. 2).

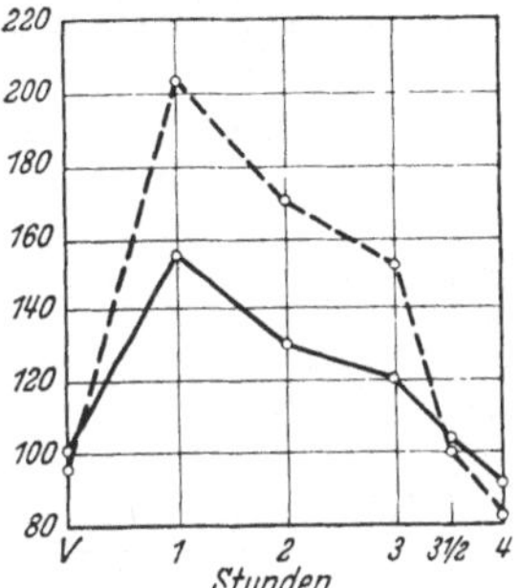

Abb. 2. Blutzuckerkurve nach 80 g Dextrose. —— Nach gemischter Kost, - - - nach 4 Tagen Eiweiß-Fettkost.

Die hypoglykämische Phase der Blutzuckerkurve wird heute allgemein als Ausdruck einer überschießenden Insulinproduktion aufgefaßt. Wenn wir auch nicht ausschließen können, daß für das Ausmaß der erreichten Hypoglykämie neben dem Insulinüberschuß auch eine Dämpfung der Gegenregulation (in der Leber?) mit von Bedeutung ist, so können wir aber jedenfalls auf Grund dieses Versuchsergebnisses irgendeine Funktionsschwäche des Inselorgans im Anschluß an die mehrtägige Ernährung mit Eiweiß-Fettkost als ganz unwahrscheinlich ablehnen. Wie kommt nun die stärkere hyperglykämische Phase zustande? Da wir eine Funktionsschwäche des Inselorgans als ganz unwahrscheinlich ausgeschlossen haben, bleibt uns nur die Annahme einer vermehrten Aktivität der Gegenregulation zur Erklärung übrig. Zur Klärung dieser Frage haben wir uns des RADOSLAVschen Insulinversuches bedient. Entsprechend der Erwartung stellte sich heraus, daß nach der Vorperiode mit Eiweiß-Fettkost die Insulinwirkung, gemessen am Blutzuckerabfall, schwächer ausgesprochen war als nach einer Vorperiode mit kohlehydratreicher gemischter Kost (vgl. Abb. 3). Da sich die beiden Kostformen nur durch den Kohlehydratgehalt unterscheiden, können wir daher sagen: Kohlehydratarmut der Kost führt zu einer Steigerung bzw. Kohlehydratreichtum zu einer Dämpfung der Gegenregulation. Wir kommen also dazu, die stärkere Hyperglykämie nach Zuckerzufuhr im Anschluß an die Vorperiode mit Eiweiß-Fettkost, durch eine Steigerung der Gegenregulation zu erklären. Sehr instruktiv für diese Erklärung ist die Gegenüberstellung der Blutzuckerkurven nach Zuckerbelastung und nach Insulinzufuhr (vgl. Abb. 4). Die bei diesen Versuchen auftretende, ausgesprochenere hypoglykämische Phase läßt sich zwanglos durch eine größere Ausschüttung von Insulin im Anschluß an den stärkeren Reiz der vorangehenden höheren Hyperglykämie erklären. Für die Richtigkeit dieser Auffassung sprechen auch ältere Versuche von HASENÖHRL und *mir*. Es gibt stoffwechselgesunde Menschen, die nach Traubenzuckerbelastung eine auffallend flache Blutzuckerkurve aufweisen. Dieser Kurventypus wurde von BARRENSCHEEN und EISLER als Resorptionskurve beschrieben. Uns interessierte damals besonders die Deutung der sehr wenig ausgesprochenen hypoglykämischen Phase. Eine Funktionsschwäche des Inselorgans war mit Rücksicht auf die vorangehende geringe Hyperglykämie auszuschließen. Wir vermuteten daher, daß bei Vertretern dieses Kurventypus die Gegenregulation (in der Leber) auf den Zuckerreiz wenig anspricht und daß die dadurch bedingte geringe Hyperglykämie einen so schwachen Reiz auf das Inselorgan ausübt, daß nur wenig Insulin ausgeschüttet wird. Zur Erhärtung dieser Ansicht versuchten wir daher in der I. Phase der Blutzuckerkurve, durch künstliche Steigerung der Gegenregulation mittels Injektion von Adrenalin, eine stärkere Hyperglykämie zu erzwingen und erwarteten uns daraufhin auch eine deutlichere hypoglykämische Phase. Wie die nachfolgende Figur zeigt, hat sich diese Vermutung als richtig erwiesen (Abb. 5).

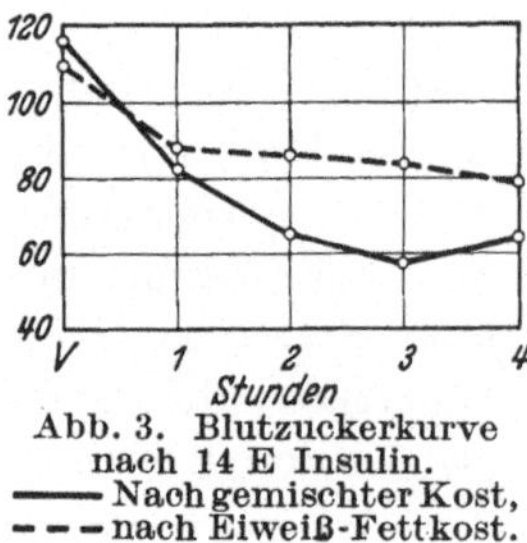

Abb. 3. Blutzuckerkurve nach 14 E Insulin.
—— Nach gemischter Kost,
- - - nach Eiweiß-Fettkost.

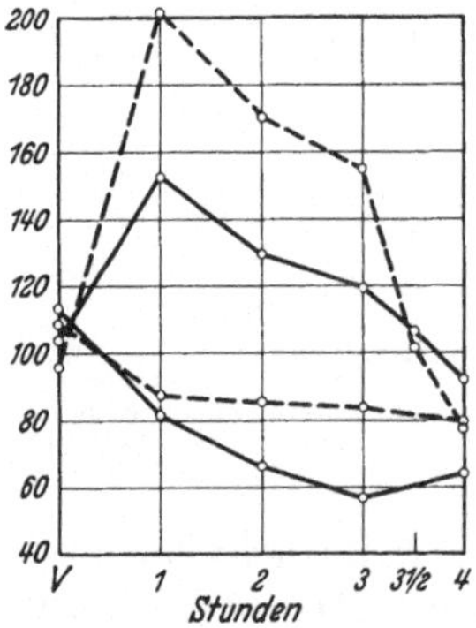

Abb. 4. Blutzuckerkurve nach Zuckerbelastung und nach Insulinzufuhr.
—— Nach gemischter Kost,
- - - nach Eiweiß-Fettkost.

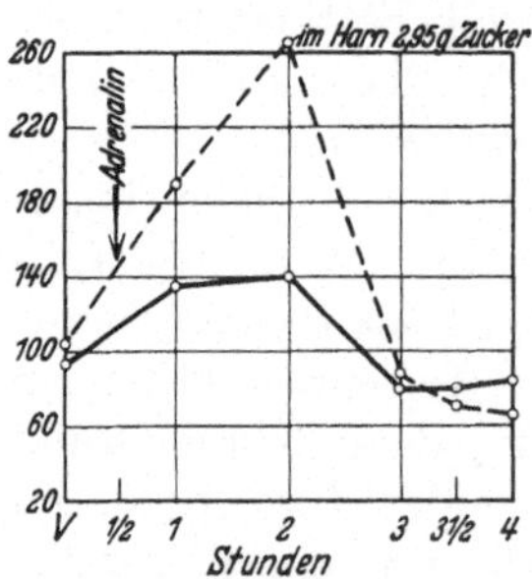

Abb. 5. Blutzuckerkurve nach 100 g Dextrose.
—— Zucker allein,
- - - ½ Stunde nach dem Zucker 0,9 cc Adrenalin.

Die damit bewiesene Möglichkeit der Überführung des flachen Typs der Blutzuckerkurve in den steilen Typ (Assimiliationskurve von BARRENSCHEEN und EISLER) durch künstliche Steigerung der Gegenregulation, zeigt die Wichtigkeit des Zustandes der Gegenregulation nicht nur für den hyper-, sondern auch für den hypoglykämischen Teil der Blutzuckerkurve. Diese Versuche sprechen auch sehr für die Richtigkeit der früher geäußerten Ansicht, daß die im ganzen flachere Dextrose-Blutzuckerkurve nach kohlehydratreicher Vorperiode durch eine Dämpfung bzw. die im ganzen steilere

Blutzuckerkurve nach kohlehydratarmer Vorperiode, durch eine Aktivierung der Gegenregulation zustande kommt. Dieser Vorgang erscheint uns als ein instruktives Beispiel für die rationelle, energiesparende Arbeit des Organismus zu sein, der bisher in dem allgemeinen Satz „Kohlehydratzufuhr fördert die Kohlehydratassimilation" ausgedrückt wurde.

Auf Grund des bisher Gesagten können wir die eingangs aufgeworfene Frage folgendermaßen beantworten: *Mehrtägige Ernährung mit einer kohlehydratarmen Eiweiß-Fettkost führt zu einer Verschlechterung der Kohlehydratassimilation, die nicht durch eine Funktionsschwäche des Inselorgans, sondern durch eine Aktivitätssteigerung der Gegenregulation erklärt wird.*

ad 2. Wir kommen nun zur Beantwortung der zweiten Frage: *Hat das Fett eine schädliche Wirkung auf den Zuckerhaushalt?*

Hierfür ist zunächst von Bedeutung, ob das Fett in gleicher Weise wie Kohlehydrat und Eiweiß als Zuckerbildner in Betracht kommt. Abgesehen von der Glycerinkomponente (10%) ist bis heute eine Zuckerbildung aus Fett nicht bewiesen. Der gegenteiligen Annahme v. NOORDENs und H. C. GEELMUYDENs kann daher vorläufig keine praktische Bedeutung zuerkannt werden. K. PETREN hat in Übereinstimmung mit E. ADLER, M. LABBÉ, B. THEODORESCU, O. FOLIN und H. BERGLUND den Nachweis gebracht, daß Fettzufuhr beim Gesunden den Blutzucker nicht beeinflußt. Beim Diabetiker verläuft die Blutzuckerkurve nach Fettzufuhr wie die Hungerkurve. Eigene, gemeinsam mit HASENÖHRL durchgeführte Untersuchungen konnten diese Befunde bestätigen. Diese Tatsachen machen die weitgehende Anwendung reichlicher Fettzufuhr beim Diabetes verständlich. Wie wir eingangs schon erwähnt haben, ist aber bereits den alten Diabetesforschern nicht entgangen, daß Überfütterung, die praktisch immer mit hohem Fettgehalt der Nahrung einhergeht, ungünstig auf den Zuckerhaushalt wirken kann, was zur Einführung von Hungertagen und von Unterernährung zur Unterstützung der Behandlung geführt hat. F. M. ALLEN hat dabei als wesentlich wirksamen Faktor die Verminderung des Gesamtumsatzes angesprochen. Die Tatsache, daß Senkung des Gesamtumsatzes durch Hunger oder Unterernährung beim Diabetes günstig wirken kann, wird heute nicht mehr bestritten. Es wurde aber außerdem nachgewiesen, daß eine calorienreiche Gemüse-Fettkost, durch die Verminderung des endogenen Eiweißumsatzes unter Umständen noch günstiger wirken kann (K. PETREN, NEWBURG und MARSH). Bezüglich der Rolle des Fettes als wichtigen Calorienträger wollen wir uns zunächst mit der Feststellung begnügen, daß Überfütterung (an der reichliche Fettzufuhr immer wesentlich beteiligt ist) durch Erhöhung des Gesamtumsatzes ungünstig, hingegen reichliche Fettzufuhr unter Umständen durch Einsparung von Eiweiß günstig wirken kann. Damit ist aber die Bedeutung des Fettes für den Zuckerhaushalt noch nicht erschöpft. ADLERSBERG und PORGES haben unabhängig vom Brennwert eine schädliche Wirkung des Fettes auf den Zuckerstoffwechsel angenommen. Ihre diesbezüglichen Forschungen gehen von dem Antagonismus der Fett- und Glykogenleber aus. Fettreiche Ernährung führt bekanntlich zur Bildung einer Fettleber, kohlehydratreiche Ernährung zur Bildung einer Glykogenleber. ADLERSBERG und PORGES berufen sich dabei auch auf Untersuchungen von BARENSCHEEN, FISCHLER und P. F. RICHTER, die ergeben haben, daß eine Glykogenleber von zugeführtem Kohlehydrat mehr als Glykogen festzuhalten vermag als eine glykogenarme Fettleber.

Bei Übertragung dieser Gedankengänge auf den Diabetes kommen sie zu der Feststellung, daß sich die Stoffwechsellage in dem Grade bessern müßte, als durch die therapeutischen Maßnahmen Fett in der Leber verdrängt und durch Glykogen ersetzt wird. Adlersberg und Porges haben auch versucht, den supponierten schädlichen Einfluß des Fettes auf den Zuckerstoffwechsel nachzuweisen. Die Autoren gingen so vor, daß sie bei normalen Menschen zunächst die Blutzuckerkurve nach Belastung mit 100 g Dextrose bestimmten und diese Untersuchungen nach einigen Tagen starker Fettvermehrung in der Kost wiederholten. Vier derartige Versuche verliefen negativ. Nur bei einem Falle, der die fettreiche Kost durch 14 Tage nehmen konnte, zeigte die zweite Dextroseblutzuckerkurve einen höheren Blutzuckeranstieg mit geringer Glykosurie. Bei diesem Versuch wurde allerdings neben der Fettvermehrung auf 200 g, die Kohlehydratzufuhr auf 75 g pro Tag vermindert. Nun haben schon die früheren Versuche dieser Autoren gezeigt, daß Kohlehydratarmut der Kost zu einem höheren Blutzuckeranstieg bei Dextrosebelastung führt; es ist daher zumindestens sehr fraglich, ob der Ausfall dieses Versuches nur durch die Fettvermehrung oder vielmehr vor allem durch die Verminderung der Kohlehydratzufuhr zu erklären ist. Weiters führen die Autoren 4 Versuchsreihen an, wo sie den Einfluß vorangehender Kohlehydrat-, Fett- und Eiweißzufuhr auf den Verlauf der Dextroseblutzuckerkurve studiert haben. Die Versuchspersonen erhielten auf nüchternen Magen 25—30 g Dextrose bzw. 50—100 g Speck bzw. 200 g Kalbsbraten. 3 Stunden später wurde die Blutzuckerkurve nach 50 g Dextrose durch 2 Stunden bestimmt. Die Autoren schließen aus diesen Versuchen, daß vorangehende Darreichung von Fett oder Eiweiß die Blutzuckerkurve nach Zuckerbelastung nicht beeinflußt. In einer Fußnote wird angegeben, daß bei einigen Versuchen der Eindruck gewonnen wurde, als ob die Fettbelastung doch zu einer Verschlechterung der Kohlehydratassimilation geführt habe. Wegen der Inkonstanz dieses Befundes wurden jedoch daraus keine weiteren Schlüsse gezogen. Die Autoren hatten demnach als Nachweis einer schädlichen Wirkung von Fettüberlastung auf den Zuckerhaushalt nur den einen Versuch zur Verfügung, dem wir mit Rücksicht auf die gleichzeitige Beschränkung der Kohlehydratzufuhr keine Beweiskraft im Sinne der Autoren zuerkennen können. Adlersberg und Porges haben sich in diesem Dilemma mit der Annahme geholfen, daß sich die schädliche Wirkung der Fettüberlastung erst bei längerer Versuchsdauer bemerkbar mache und daß solche langfristige Versuche mit der einen Ausnahme an dem Widerstand der Kranken scheitern. Nun haben aber Boller und Ueberack zeigen können, daß bei gesunden Menschen nach mehrtägiger Ernährung mit der an der Abteilung Falta bei Diabetes üblichen Standardkost die Dextrose-Blutzuckerkurve nicht selten zu abnorm hohem Blutzuckeranstieg mit Zuckerübertritt in den Harn führt. Die Zusammensetzung dieser Standardkost deckt sich praktisch fast vollständig mit der von Adlersberg und Porges bei dem einen Versuch verwendeten Kost, sie ist fettreich und relativ kohlehydratarm. Wir würden daher bei unvoreingenommener Betrachtung aus den Versuchen von Adlersberg und Porges den Schluß ziehen, daß Steigerung der Fettzufuhr bei gemischer Kost in der Regel keinen Einfluß auf die Kohlehydratassimilation ausübt und eine Verschlechterung derselben nur dann nachweisbar wird, wenn gleichzeitig die Kohlehydratzufuhr beschränkt wird.

Etwas später sind ADLERSBERG und PORGES neuerlich auf die Fettfrage zurückgekommen. Sie bestimmten wieder die Blutzuckerkurve bei Zufuhr von 50 g Dextrose nach einer Vorperiode mit gewöhnlicher gemischter Kost. Die Untersuchung wurde dann nach einem Tag mit einer Gemüse-Fettkost (200 g Fett) wiederholt, wobei der Patient am Abend dieses Gemüsetages 1 Tasse Tee mit 10 g Zucker und eine Milchspeise von 30 g Reis oder Grieß erhielte. Schließlich wurde die Zuckerbelastung nach einem fettfreien Gemüsetag mit dem gleichen Kohlehydratnachtmahl ausgeführt. Bei diesen Versuchen ergab sich, daß nach der kohlehydratreichen gemischten Kost der Blutzuckeranstieg nach Zuckerbelastung in der Regel am niedrigsten, nach der fettreichen und kohlehydratarmen Gemüsekost am höchsten war, während die Werte nach der fettfreien und kohlehydratarmen Kost in der Regel in der Mitte und meist den nach gemischter Kost am nächsten lagen. Die Autoren schließen aus diesen Versuchen, daß die Darreichung einer größeren Fettmenge am Vortage, bei gesunden Versuchspersonen die Zuckertoleranz herabsetzt. Für die Versuche mit fettreicher und fettfreier Gemüsekost ist gegen diese Schlußfolgerung nichts einzuwenden, wenn man im Auge behält, daß bei beiden Kostformen der Kohlehydratgehalt sehr gering ist. Wenn man aber die Versuche nach gemischter Kost mitberücksichtigt, dann läßt sich im Gegensatz zu ADLERSBERG und PORGES sagen, daß das Entscheidende für die Kohlehydrattoleranz nicht der Fett-, sondern der Kohlehydratgehalt der Kost am Vortage sein dürfte. Die gemischte Kost enthält eine nicht unbeträchtliche Menge von Fett, und trotzdem schneidet sie besser ab als die fettfreie Gemüsekost, was offenbar nur mit dem größeren Kohlehydratgehalt zusammenhängt. Auf diese Frage soll später noch ausführlich eingegangen werden.

Wir kommen nun auf eigene Untersuchungen über diesen Gegenstand zu sprechen. Es wurden schon früher, gemeinsam mit HASENÖHRL ausgeführte akute Fettbelastungsversuche erwähnt, die weder beim Normalen noch beim Diabetiker einen Einfluß auf die Blutzuckerkurve erkennen ließen. Ich habe schon vor Jahren an der Abteilung FALTA den Einfluß von Variation der Fettzufuhr bei Diabetikern studiert. Über diese Untersuchungen orientiert die folgende Tabelle 1.

Aus der Tabelle geht hervor, daß bei den 6 Fällen ein deutlicher, leicht in die Augen springender Einfluß der Fettvariation zwischen 30 und 200 g weder auf den Insulinbedarf noch auf die Zuckerausscheidung erkennbar ist. Bei Fall 1 und 3 ist keinerlei Einfluß der Fettvariation auf den Insulinbedarf nachweisbar. Dabei handelt es sich im Falle 1 um eine kurzfristige Beobachtung, im Falle 2 wurde aber die fettarme Periode durch 10 Tage durchgeführt. Bei Fall 2 konnte man den Eindruck gewinnen, daß sich die 20tägige Periode mit fettarmer Kost günstig auf den Insulinbedarf ausgewirkt hat, da während dieser Zeit das Insulin von 80 auf 15 E abgebaut werden konnte. Nun wurde aber bei diesem Fall schon während der fettreichen Kost die Insulinmenge von 150 E auf 80 E reduziert, ohne daß Zucker im Harn aufgetreten wäre. Weiters sehen wir, daß in der auf die fettarme Periode folgenden 20tägigen fettreichen Perioden (mit 200 g Fett) das Insulin ganz weggelassen werden kann. Der ursprünglich hohe Insulinbedarf erklärt sich durch die damals bestehende phlegmonöse Entzündung, und wir sehen nicht selten, daß bei solchen Fällen nach Abheilung der eitrigen Erkrankung wesentliche Besserungen der Stoffwechsellage auftreten. Bei

Tabelle 1.

Fall	Datum	K. G.	%	g	Acet	Aceton-essig-säure	N g	Blut-zucker
1. Leineke L.	15. 1. 28	83,6	Ø	Ø		Ø		
	16. 1. 28		Ø	Ø		Ø		
	17. 1. 28		Ø	Ø		Ø		
	18. 1. 28	82,4	Spur	Spur		Ø		
	19. 1. 28		Ø	Ø		Ø		
	20. 1. 28		Ø	Ø		Ø		
	21. 1. 28		0,15	3,15		Ø		
	22. 1. 28	81,1	Ø	Ø		Ø		
2. Nachledil E.	3. 3. 28	75,4	Ø	Ø		Spur		
	4. 3. 28		Ø	Ø		,,		
	5. 3. 28	75,8	Ø	Ø		,,		
	6.—15. 3. 28		Ø	Ø		neg. Spur		
	16.—19. 3. 28		Ø	Ø		neg.		
	20.—24. 3. 28		Ø	Ø		,,		172
3. Tabor, E.	15. 2. bis 9. 3. 28	80,6—81,2	Ø	Ø		neg.		
	10.—20. 3. 28	81,2—80,4	Ø	Ø		,,		
	21. 3. 28		Ø	Ø		,,		
4. Soma, P.	1.—4. 1. 28	64,3—64,2	Ø	Ø		neg.		
	5.—14. 1. 28	64,2—65,9	Ø	Ø		,,		
5. Pirger, A.	6.—8. 3. 28	61,9—62	0,56—Ø	5,54—Ø		neg.		274
	9.—15. 3. 28	62—62,4	Ø—0,76	Ø—0,98		,,		182
	16.—28. 3. 28	62,4—66,2	Ø	Ø		,,		250
	29. 3. bis 2. 4. 28	66,2—66,6	Ø	Ø		,,		
6. Horwat, E.	3. 7. 24	51	1,34	10,78		Spur		
	4. 3. 24		0,67	6,49		,,		
	5. 7. 24	51,2	Ø	Ø		neg.	10,9	
	6. 7. 24		Ø	Ø		Spur		
	7. 7. 24		Ø	Ø		,,		
	8. 7. 24		Ø	Ø		+		
	9. 7. 24	51,6	Ø	Ø		+		220
	10. 7. 24		Ø	Ø		Spur		

Fettvariation beim Diabetes.

Eiweiß	Kohlehydrat	Fett g	Gemüse g	Insulin	Bemerkungen
150 g Fleisch, 2 Eier 2 Luftbrote	40 g Semmel, 30 g Reis, 100 g Kart., 200 g Obers	150	400	15, 15, 10 } 40 E	Bei Standardkost 2,3—2,9 % Zucker (26 g). Ø Aceton. 226 mg-% Blutzucker. Diätetische Entzuckerung nicht möglich. Bei 60 E negativ. Abbau des Insulins bis 40 E.
dgl.	dgl.	130	400	dgl.	
„	„	130	400	„	
„	„	30	400	„	
„	„	30	400	„	
„	„	30	400	„	
„	„	30	400	„	
„	„	30	400	„	
150 g Fleisch, 2 Eier, 1 Luftbrot	dlg.	30	900	5, 5, 5 } 15E	Wegen oberflächlicher Phlegmone Entzuckerung bei Standardkost (180 g Fett) und 150 E Insulin. Abbau des Insulins (9. 1.—1. 2.) von 150 auf 80 E. Vom 15. 2.—5. 3. 30 g Fett. Dabei Insulinabbau von 80 auf 15 E. Bei Umschaltung auf 200 g Fett weiter zuckerfrei, kein Aceton. Abbau des Insulins von 155 bis Ø vom 6.—20. 3.
dgl.	„	30	900	dgl.	
„	„	30	900	„	
„	„	200	900	„	
„	„	200	900	5, 5 } 10E	
„	„	200	900	Ø	
150 g Fleisch, 2 Eier, 2 Luftbrote	dgl. „	150	500	15, 10, 10 } 35E	Bei Standardkost (150 g Fett) und 30 E Insulin geringe Zuckerausscheidung (8—14 g). — Bei 35 E zuckerfrei. Umschaltung auf 30 g Fett durch 10 Tage. Harn immer zuckerfrei, keine Hypo. Umstellung auf 200 g Fett bringt keine Änderung.
dgl.	„	30	500	dgl.	
„	„	200	500	„	
150 g Fleisch, 2 Eier, 1 Luftbrot	dgl.	30	600	90—75 E	Bei Standardkost 5,3—6 % (191—222 g) Zucker. Ø Aceton. Blutzucker 395 mg-%. Bei 90 bis 80 E Insulin negativ bis 11,4 g Zucker. Bei Umschaltung auf 30 g Fett negativ bis 9 g Zucker, später bei 90 und 75 E negativ. Bleibt negativ bei Umschaltung auf 150 g Fett.
dgl.	„	150	600	75 E	
150 g Fleisch, 2 Eier, 1 Luftbrot	dgl.	230	900	40, 40, 30 } 110E	Bei Standardkost (200 g Fett) 4,5 % (194 g) Zucker, Aceton + +. Blutzucker 200 mg-%. Entzuckerung bei 110 E Insulin. Dabei Blutzucker 274 mg-%. Umschaltung auf 30 g Fett und Insulinabbau auf 65 E. Bei Umschaltung auf 210 g Fett bleibt Harn negativ. Bei neuerlicher Umschaltung auf 30 g Fett, Harn zuckerfrei, keine Hypoglykämie.
dgl.	„	30	900	110—65 E	
„	„	210	900	25, 20, 20 } 65E	
„	„	30	900	dgl.	
200 g Fleisch, 5 Eier, 100 Käse	Ø	30	600	Ø	Bei Standardkost (150 g Fett) 1,3—2,7 % (23 bis 54 g) Zucker, Spur Aceton. Entzuckerung gelingt durch knappe Eiweißkost mit 150 g Fett. Toleranzgrenze bei 25 g Semmel. Neuerliche Entzuckerung, eiweißreiche Kost mit 30 g Fett. Bei Umschaltung auf 200 g Fett bleibt Harn zuckerfrei, Aceton wird positiv, sinkt aber am 5. Tag wieder auf Spur.
dgl.	Ø	30	600	Ø	
„	Ø	30	600	Ø	
„	Ø	150	600	Ø	
„	Ø	200	600	Ø	
„	Ø	200	600	Ø	
„	Ø	200	600	Ø	
„	Ø	200	600	Ø	

Fall 4 kann während der fettarmen Periode wohl das Insulin von 90 auf 75 E abgebaut werden, doch bleibt in der folgenden 12tägigen Periode mit 150 g Fett der Insulinbedarf unverändert. Bei Fall 5 ist vielleicht ein gewisser Einfluß der Fettzufuhr erkennbar. Bei sehr fettreicher Kost (230 g) beträgt der Insulinbedarf 110 E, der Blutzucker ist hoch (274 mg-%). Während einer 7tägigen Periode mit 30 g Fett kann das Insulin auf 65 E vermindert werden, der Blutzucker sinkt auf 182 mg-%. Während der folgenden 13tägigen Periode mit 210 g Fett bleibt der Insulinbedarf wohl unverändert, aber der Blutzucker steigt bis 250 mg-%. Bei dem letzten Fall (6) wurde bei einer eiweißreichen Kost mit 30 g Fett der Harn zucker- und acetonfrei. Bei Umschaltung auf 200 g Fett blieb der Harn zuckerfrei, es kam aber zum Auftreten von Aceton, das aber am 5. Tage wieder bis auf Spuren zurückging.

Aus den mitgeteilten Versuchen geht demnach hervor, daß Variation der Fettmenge zwischen 30 und 230 g bei sonst gleichbleibender Kost, mit einer Ausnahme keinen deutlichen Einfluß auf den Insulinbedarf und die Zuckerausscheidung ergeben hat. Bei diesen Versuchen kann man den Einwand machen, daß die einzelnen Versuchsperioden zu kurz waren, um einen Einfluß des Fettes nachzuweisen. ADLERSBERG und PORGES betonen, daß sich der „schädliche" Einfluß des Fettes erst bei langdauernden Versuchen aufzeigen läßt. Wir haben allerdings in der umfangreichen Monographie dieser Autoren nur eine einzige Beobachtung gefunden, die den unseren insoferne analog ist, als ohne Veränderung des Kohlehydrat- und Eiweißgehaltes nur der Einfluß einer beträchtlichen Fettvermehrung auf den Insulinbedarf studiert wurde. Dieser Fall wurde bei Probediät auf Insulin eingestellt und dann durch 22 Tage das Fett um 150 g vermehrt. Es zeigte sich keine Änderung des Insulinbedarfes. Bei den übrigen Beobachtungen von ADLERSBERG und PORGES wurde neben der Fettverminderung gleichzeitig eine Vermehrung des Kohlehydrat- und Eiweißgehaltes vorgenommen. Es erscheint demnach nicht leicht zu sein, durch ausschließliche Änderung der Fettzufuhr einen Einfluß auf den Zuckerhaushalt bzw. den Insulinbedarf nachzuweisen. In dem Lehrbuch von NOORDEN und ISAAC ist ein Fall erwähnt, bei dem durch starke Verminderung der Fettmenge die Tagesblutzuckerkurve zunehmend erniedrigt wurde, bis zum Auftreten von hypoglykämischen Werten. HASENÖHRL und *ich* haben vor Jahren über einen genau beobachteten Fall aus der Abteilung FALTA berichtet, bei dem ausschließliche Änderung der Fettzufuhr einen sehr ausgesprochenen Einfluß hatte. Bei der fettreichen Standardkost schied der Patient, ein typischer jugendlicher Diabetiker, trotz hoher Insulinzufuhr (200 E täglich) 30—40 g Zucker im Harn aus, er war also beträchtlich insulinresistent. Bei Reduktion der Fettmenge auf 30 g verschwand in wenigen Tagen diese Insulinresistenz, der Kranke war bei 70—90 E Insulin zuckerfrei. Während der fettreichen Kost war der Nüchternblutzucker sehr hoch, zwischen 278 und 322 mg-% und sank während fettarmer Kost auf 206 bzw. 208 mg-% ab. Auch die Zuckerbelastungskurve (mit 50 g Dextrose) zeigte in den verschiedenen Perioden ein sehr auffälliges und typisches Verhalten. Bei fettreicher Kost war die capillare Blutzuckerkurve auf ein höheres Niveau verschoben, die capillar-venösen Spannungen waren wie bei einem Nichtdiabetiker deutlich ausgesprochen. Bei fettarmer Kost war die capillare Blutzuckerkurve im ganzen niedriger, die capillar-venösen Spannungen waren sehr gering, wie bei den typischen insulären Diabetesfällen.

Aus dem Gesagten geht hervor, daß es vereinzelte Fälle gibt, bei denen ausschließliche Änderung der Fettzufuhr einen prompten und ausgesprochenen Einfluß auf den Insulinbedarf bzw. auf die Insulinempfindlichkeit hat. Es ist nun die Frage, worauf diese Erscheinung zurückzuführen ist. Wir haben früher die Ansicht ausgesprochen, daß bei dem RADOSLAVschen Insulinversuch eine starke Insulinwirkung für eine geringere, eine verminderte Insulinwirkung für eine höhere Aktivität der Gegenregulation (speziell in der Leber) spricht. Bei dem eben geschilderten Fall, der bei hoher Fettzufuhr insulinresistent, bei niedriger Fettzufuhr normal insulinempfindlich war, können wir daher diese Erscheinung mit Aktivitätsschwankungen der Gegenregulation am besten erklären. *Das Fett würde nach dieser Vorstellung also die Gegenregulation (in der Leber) aktivieren.* Ältere Untersuchungen von HASENÖHRL und *mir* sprechen im gleichen Sinne. Wir konnten zeigen, daß 3 Stunden nach Zufuhr von 50 g Fett auf nüchternen Magen, die Adrenalinblutzuckerkurve auf viel höhere Werte ansteigt als im Hungerkontrollversuch. Fettzufuhr steigert demnach die zuckermobilisierende Wirkung des Adrenalins.

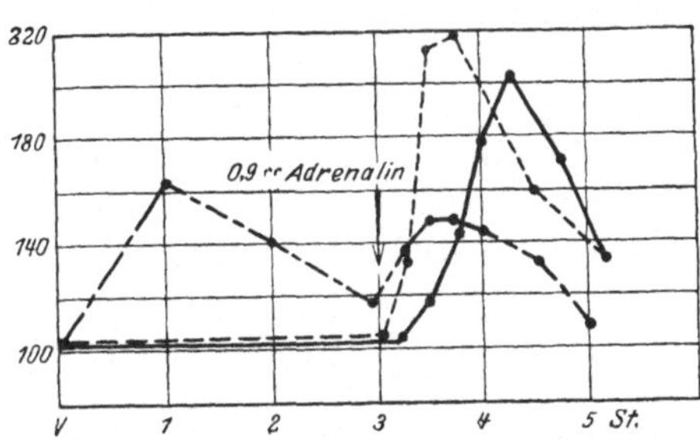

Abb. 6. —— Wasser-Adrenalin; - - - Fett-Adrenalin; — · — Zucker-Adrenalin. Aus DEPISCH u. HASENÖHRL: Klin. Wschr. 1929, Nr 5.

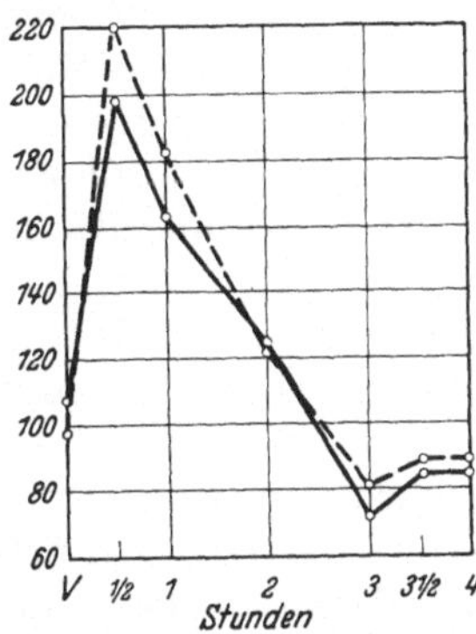

Abb. 7. Blutzuckerkurve nach 100 g Dextrose. —— Dextrose allein, - - - $2^1/_2$ Stunden vor der Dextrose 50 g Olivenöl.

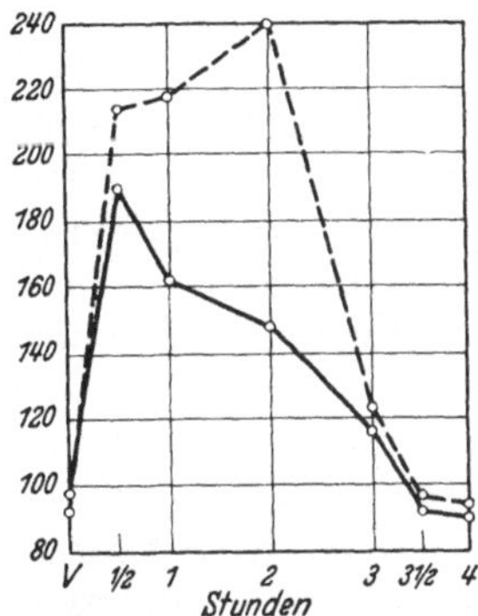

Abb. 8. Blutzuckerkurve nach 100 g Dextrose. —— Dextrose allein (Harn negativ), - - - 2 Stunden vor der Dextrose 50 g Olivenöl (im Harn 3,2 g Zucker).

Ältere Untersuchungen hatten ganz im Gegensatz dazu ergeben, daß 3 Stunden nach Zuckerzufuhr die Adrenalinblutzuckerkurve deutlich niedriger ausfällt als bei der Hungerkontrolle. In Übereinstimmung mit unseren bisherigen Anschauungen lassen sich diese Befunde am besten so deuten, daß durch *Fettzufuhr die Gegenregulation (in der Leber) aktiviert, durch Kohlehydratzufuhr gedämpft wird* (vgl. Abb. 6).

In gleicher Weise scheinen die folgenden Befunde mit einer Aktivierung der Gegenregulation zu erklären zu sein. Wir machten in Übereinstimmung mit ADLERSBERG und PORGES die Beobachtung, daß der hyperglykämische Teil der Blutzuckerkurve nach Zuckerbelastung, durch 2 Stunden vorher erfolgende Zufuhr von 50 g Fett in die Höhe getrieben werden kann (vgl. Abb. 7 u. 8).

Wir konnten weiters zeigen, daß auch die hypoglykämische Phase der Dextroseblutzuckerkurve durch Fettzufuhr abgeschwächt werden kann. Gelegentlich ist es uns auch gelungen, im RADOSLAVschen Insulinversuch eine Verminderung der Insulinwirkung durch vorherige Fettzufuhr nachzuweisen (vgl. Abb. 9).

Speziell dieser letzte Versuch mit Abschwächung der Insulinwirkung durch Fettzufuhr, spricht nach unserer Meinung dafür, daß durch Fett die Gegenregulation (in der Leber) gesteigert werden kann. Nun haben schon ADLERSBERG und PORGES hervorgehoben, daß sich bei ihren Versuchen nicht regelmäßig der ,,schädliche" Einfluß des Fettes auf den Zuckerhaushalt nachweisen ließ. Dies könnte zum Teil darauf zurückzuführen sein, daß die Fettresorption bei den einzelnen Menschen verschieden ist. Wie die Beobachtungen beim Diabetes gelehrt haben, scheint außerdem die individuell anscheinend sehr verschiedene Ansprechbarkeit der Gegenregulation auf Fett von besonderer Bedeutung zu sein. Wir haben in Übereinstimmung mit der älteren Diabetesliteratur gesehen, daß es besonders ,,fettempfindliche" Fälle von Diabetes gibt. Wir möchten diese Fettempfindlichkeit mit einer besonderen Ansprechbarkeit der Gegenregulation in Zusammenhang bringen und glauben, daß auch beim Nichtdiabetiker diese Ansprechbarkeit sehr verschieden sein kann. Von diesem Gesichtspunkt aus scheinen uns die positiven Befunde viel mehr zu besagen als die negativen. *Auf Grund des Gesagten können wir unsere 2. Frage folgendermaßen beantworten: Das Fett kann unter Umständen einen dem Insulin entgegengesetzten ,,schädlichen" Einfluß auf den Zuckerhaushalt haben, den wir mit einer Aktivierung der Gegenregulation (in der Leber) in Zusammenhang bringen.*

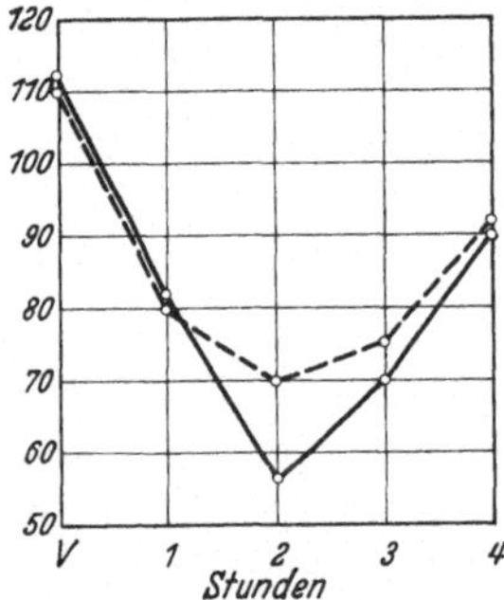

Abb. 9. Insulinversuch mit und ohne Fett. —— nach 12 E Insulin allein, - - - 2 Stunden vor dem Insulin 50 g Olivenöl.

ad. 3. Wir kommen nun zur Besprechung unserer 3. Frage: *Wie wirkt das Prinzip der vermehrten Belastung mit Zuckerbildnern, und gibt es ein Training des diabetischen Inselorgans?*

Es ist eine der ältesten und bestfundierten Erfahrungen beim Diabetes, daß Steigerung der Kohlehydratzufuhr die Zuckerausscheidung vermehrt und Reduktion der Kohlehydrate dieselbe vermindert. Diese Beobachtung ist im alten Sinne so zu deuten, daß vermehrte Belastung des Inselorgans ungünstig Entlastung günstig wirkt. Beim Nichtdiabetiker liegen die Verhältnisse anders. Wie ich schon vor Jahren zeigen konnte, läßt sich das gesunde Inselorgan durch tägliche hohe Zuckerzufuhr auf nüchternen Magen (Zuckerfrühstück) nach Art eines Trainings zu einer nachhaltigen Funktionssteigerung bringen. Das Auftreten eines Heißhungers am 3. oder 4. Tag der Behandlung mit dem Zuckerfrühstück, die zwangsläufig vermehrte Nahrungsaufnahme und die rasche Gewichtszunahme sind so weitgehend analog mit den Erscheinungen während einer Insulinmastkur (FALTA), daß an dem Auftreten eines Hyperinsulinismus unter der Zuckerkur nicht zu zweifeln ist. Für die Richtigkeit dieser Auffassung spricht auch der Ausfall der Funktionsprüfung des Inselorgans während einer erfolgreichen Mastkur mit dem Zuckerfrühstück (vgl. Abb. 10 [1]).

[1] Aus ,,DEPISCH und HASENÖHRL: Die alimentäre Hypoglykämie als Funktionsprüfung des Inselorgans. Z. exper. Med. **1927**, 86.

Die Kurven stammen von einem untergewichtigen Mädchen, das im Verlauf von 8 Tagen unter dem Zuckerfrühstück den typischen Heißhunger entwickelte und um 2 kg zunahm. Die Funktionsprüfung vor der Behandlung fiel normal aus. Nach 3 Tagen Zuckerfrühstück war bereits die Hyperglykämie geringer (172 mg-% gegenüber 210 mg-%), die hypoglykämische Phase stärker ausgesprochen. Nach 8 Tagen war eine weitere Erniedrigung der hyperglykämischen (144 mg-%) und eine Verstärkung der hypoglykämischen Phase festzustellen. Die weitgehende Analogie der Dextroseblutzuckerkurve während des Zuckerfrühstückes und im Anschluß an eine Gangunterbindung des Pankreas bei Tieren mit nachgewiesener Überproduktion von Insulin (HERXHEIMER), spricht eindeutig dafür, daß bei gesunden Menschen durch reichliche Zuckerzufuhr eine echte Funktionssteigerung des Inselorgans ausgelöst werden kann. Schon die ersten Erfahrungen hatten mir gezeigt, daß dieses „Training" des Inselorgans nicht bei jedem Menschen gelingt. Ich habe daher schon in meiner ersten Publikation empfohlen, das Zuckerfrühstück nur durch 14 Tage bis maximal 3 Wochen zu geben und bei Ausbleiben einer Gewichtszunahme in der ersten Woche, die Behandlung abzubrechen. Was geschieht nun, wenn man diese starke Belastung des Inselorgans durch lange Zeit fortsetzt? Ich verfüge über eine Beobachtung bei einem 31jährigen Mann, der begeistert von der anfänglichen prompten Steigerung des Hungergefühles und der Gewichtszunahme, entgegen meiner strikten Verordnung, das Zuckerfrühstück durch $^{3}/_{4}$ Jahre durchgeführt hat. In diesem Zeitpunkt war der Patient auffallend nervös geworden, hatte stark an Gewicht abgenommen und klagte über vermehrtes Durstgefühl. Im Harn waren bei gemischter Kost geringe Mengen von Zucker vorhanden, der Nüchternblutzucker war erhöht, die Blutzuckerkurve nach Belastungsfrühstück sprach für einen typischen leichten Diabetes (hoher Gipfel der Kurve, nach 2 Stunden Blutzucker noch 244 mg-%). Auf zeitweisen vollständigen Entzug des Zuckers bildete sich die Störung langsam zurück. 2 und 3 Jahre später waren noch immer bei gemischter Kost zeitweise Spuren von Zucker im Harn (bis 0,22%, der Blutzucker bewegte sich nüchtern an der obersten Grenze der Norm (121—124 mg-%). Erst im 4. Jahre wurde der Harn wieder dauernd zuckerfrei und der Nüchternblutzucker normal (113 mg-%). Diese Beobachtung erscheint deshalb wichtig, weil sie bei einem Fall das Nacheinander von Training und Erschöpfung des Inselorgans durch vermehrte Belastung mit Kohlehydrat zeigt. ADLERSBERG und PORGES haben in akuten Versuchen bei Gesunden ganz Ähnliches gefunden. Eine relativ kleine Zuckermenge fördert regelmäßig die Assimilation einer nachfolgenden größeren Zuckermenge (TRAUGOTT-STAUBscher Effekt). Bei Umkehr der Versuchsanordnung zeigte sich, daß durch die vorangehende Belastung mit einer großen Zuckermenge die Assimilation einer

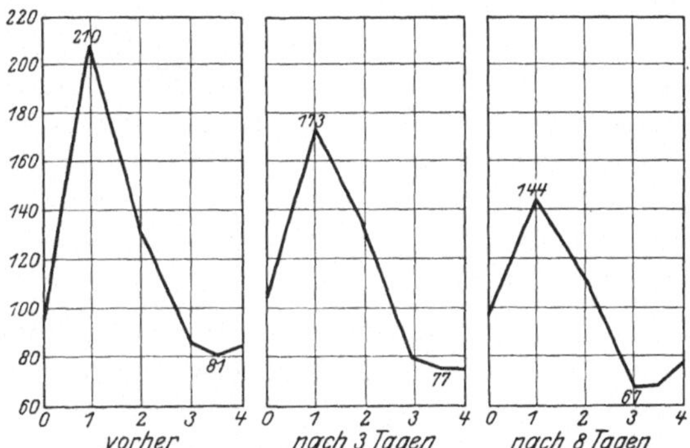

Abb. 10. Funktionsprüfung des Inselorgans während einer Mastkur mit „Zuckerfrühstück". Aus DEPISCH u. HASENÖHRL: Z. exper. Med. 1927.

nachfolgenden kleinen *Zuckermenge* eher verschlechtert wird. Auch die langanhaltende beträchtliche Hyperglykämie nach protrahierter venöser Zuckerzufuhr verschlechtert die Assimilation nachfolgender venöser oder oraler Zuckergaben. Die Versuche von Traugott bei Diabetikern stehen mit dieser Auffassung in bester Übereinstimmung: Zuckermengen, die zum Auftreten einer stärkeren Hyperglykämie führten, verschlechterten beim Diabetes eher die Assimilation einer folgenden Zuckerzufuhr. Wurde hingegen die erste Zuckermenge so niedrig dosiert, daß keine stärkere Blutzuckersteigerung auftrat, dann war auch die Hyperglykämie nach einer zweiten Zuckergabe geringer. Die Gesamtheit dieser Untersuchungen spricht dafür, daß es beim Normalen möglich ist, durch reichliche Kohlehydratzufuhr (Zuckerfrühstück), das Inselorgan zu trainieren und zu einer Steigerung der Funktion zu bringen. Diese Untersuchungen sprechen weiters dafür, daß Überbelastung des Zuckerhaushaltes durch langdauernde Zuckerzufuhr oder durch Erzeugung einer beträchtlichen Hyperglykämie, schon beim Gesunden ungünstig, und zwar offenbar durch Erschöpfung des Inselorgans wirken kann. Beim Diabetiker tritt diese Überbelastung unter Umständen schon bei kleinen Mengen von Zuckerbildnern auf, so daß die günstige Wirkung der Schonungsbehandlung mit Reduktion der Zuckerbildner vollkommen verständlich ist.

Wenn wir demnach bei stoffwechselgesunden Menschen die Möglichkeit eines Trainings des Inselorgans als erwiesen betrachten, so müssen wir diese Möglichkeit beim Diabetiker ablehnen, da wir gesehen haben, daß bereits bei funktionstüchtigem Inselorgan eine zu starke oder zu anhaltende Belastung ungünstig wirken kann. Worauf ist also die gelegentliche gute Wirkung vermehrter Zufuhr von Zuckerbildnern beim Diabetes zurückzuführen, wenn wir ein Training des Inselorgans als vollkommen unwahrscheinlich ausschließen? Es bleibt uns zur Erklärung dieses paradoxen Phänomens nur die Annahme einer Beeinflussung der Gegenregulation übrig. Unsere bisherigen Untersuchungen über den Zustand der Gegenregulation bei kohlehydratreicher, gemischter und kohlehydratarmer Eiweiß-Fettkost weisen uns bereits auf den richtigen Weg. Es hat sich gezeigt, daß Kohlehydratreichtum dämpfend, also günstig, Kohlehydratarmut erregend, also ungünstig, auf die Gegenregulation wirkt. Wir haben nun zur Ergänzung dieser Befunde den Zustand der Gegenregulation bei verschiedenen bei der Diabetesbehandlung üblichen Kostformen untersucht.

Der Einfluß verschiedener Kostformen auf den Zustand der Gegenregulation beim Normalen. Wir bedienten uns bei diesen Untersuchungen wieder des Radoslavschen Insulinversuches. Die stoffwechselgesunden Versuchspersonen wurden zunächst bei gemischter Spitalkost untersucht. Dann wurde durch 3 Tage die in der Diabetesbehandlung übliche Eiweiß-Fettkost gegeben und nachher der Insulinversuch wiederholt. In der gleichen Weise wurde nun nach einer 3 bis 5 tägigen Periode mit einer fettreichen (150—180 g Fett) Mehlfrüchte-Gemüsekost (nach Falta) und nach einer fettarmen (30—50 g Fett) sehr Mehlfrüchtereichen Kost vorgegangen. Wir haben das Ergebnis dieser Versuche in der Tabelle 2 zusammengestellt.

Aus der Tabelle geht zunächst hervor, daß von den 5 Fällen 4mal (Fall 1, 2, 4, 5) die Insulinwirkung, gemessen am tiefsten erreichten Blutzuckerwert, nach der Eiweiß-Fettkost am schwächsten ausgesprochen war. Wir schließen

Tabelle 2. Insulinversuche mit 14 E subcutan (RADOSLAV-Versuche).

Fall	Zeit	Nach gemischter Kost		Nach Eiweiß-Fettkost		Nach fettreicher Mehlfrüchtekost		Nach fettarmer Mehlfrüchtekost	
Nr. 1. Erb., Juliane	vorher	118		110		118		97	
38jährig	1 Std.	84		88		81		67	
	2 Std.	67		86		74		68	
	3 Std.	58	60	84		67		63	
	4 Std.	75		79	31	63	55	52	45
Nr. 2. Fri., Antonie	vorher	112		108		123		111	
35jährig	1 Std.	98		90		100		75	
	2 Std.	75	37	89		74	49	79	
	3 Std.	114		86		76		—	
	4 Std.	112		81	27	98		65	46
Nr. 3. Fr., Cäcilie	vorher			108		121		123	
55jährig	1 Std.			88		106		104	
	2 Std.			79	29	86		84	39
	3 Std.			92		82		93	
	4 Std.			102		81	40	96	
Nr. 4. Wrz., Alois	vorher			116		106		104	
18jährig	1 Std.			88		81		67	
	2 Std.			84		77		63	41
	3 Std.			81	35	75	31	72	
	4 Std.			88		84		79	
Nr. 5. Ba., Antonie	vorher	109		110		100		132	
17jährig	1 Std.	70		79		63		92	
	2 Std.	54	55	79		65		68	
	3 Std.	62		68	42	60	40	67	
	4 Std.	67		77		67		61	71

daraus, daß die Aktivität der Gegenregulation nach der kohlehydratarmen Eiweiß-Fettkost am größten war. Wenn wir nun die übrigen Kostformen nach ihrer Wirkung auf die Gegenregulation miteinander vergleichen, so finden wir, daß die stärkste Insulinwirkung (also schwächste Gegenregulation) 3mal nach der fettarmen Mehlfrüchtekost vorhanden war (Fall 1, 2, 4). Bei den 3 Fällen mit gleichzeitiger Untersuchung nach gemischter Kost, war allerdings der Unterschied gegen die Untersuchung nach gemischter Kost einmal innerhalb der Fehlergrenze der Methode (Fall 1) und ein andermal war die gemischte Kost der fettarmen Mehlfrüchtekost sogar eher überlegen (Fall 5). Was nun das Verhalten der fettreichen Mehlfrüchtekost betrifft, so war ihre Wirkung 3mal praktisch gleich mit der gemischten Kost (Fall 1, 2, 5). Einmal (Fall 5) war auch die Wirkung der fettreichen und fettarmen Mehlfrüchtekost untereinander nicht verschieden.

Bei dem negativ verlaufenen Fall 3 handelt es sich um eine fettsüchtige Kranke, die während der Eiweiß-Fettkost die fettreichen Gemüse nicht vollständig aufessen konnte. Der Fall 4 mit wenig ausgesprochenem Ergebnis, hatte am 3. Tag der Eiweiß-Fettkost heimlich abends eine Semmel gegessen. Dies zeigt die Schwierigkeiten derartiger Untersuchungen und erklärt auch die geringe Zahl der untersuchten Fälle. Trotzdem glauben wir mit der nötigen Reserve aus den erhobenen Befunden folgende Schlüsse ziehen zu können:

1. Eine kohlehydratarme Eiweiß-Fettkost wirkt im Vergleich zur gewöhnlichen gemischten Kost, im Vergleich zu der fettreichen und fettarmen Mehlfrüchtekost ungünstig (steigernd) auf die Gegenregulation.

2. Die Wirkung der drei mehlfrüchtehaltigen Kostformen auf die Gegenregulation ist untereinander nicht wesentlich verschieden. Die fettarme, besonders mehlfrüchtereiche Kost zeigt keinen regelmäßigen Unterschied in der Wirkung gegenüber der fettreichen, mehlfrüchtereichen gemischten Kost.

3. Die dämpfende Wirkung der drei mehlfrüchtehaltigen Kostformen auf die Gegenregulation scheint daher vielmehr mit dem verschieden großen Gehalt an Mehlfrüchten, als mit dem Fettgehalt zusammenzuhängen.

Wir können daher unsere 3. Frage folgendermaßen beantworten:

Die vermehrte Belastung mit Kohlehydraten führt zu einer Dämpfung der Gegenregulation und kann auf diesem Wege günstig auf den Zuckerhaushalt wirken. Beim Normalen erscheint die Möglichkeit eines Trainings und einer Funktionssteigerung des Inselorgans durch reichliche Kohlehydratzufuhr erwiesen. Beim Diabetiker hingegen müssen wir die Möglichkeit eines solchen Trainings ablehnen und eine primäre Schädigung des Inselorgans durch Überlastung mit Kohlehydraten annehmen. Die gelegentliche günstige Wirkung vermehrter Kohlehydratzufuhr beim Diabetes kann nur auf dem Umwege über eine Dämpfung der Gegenregulation angenommen werden.

Bevor wir auf die Nutzanwendung dieser Vorstellungen für die Behandlung des Diabetes eingehen können, ist es notwendig, noch kurz die Rolle des Eiweißes im Zuckerhaushalt zu besprechen.

VII. Eiweiß- und Kohlehydratstoffwechsel.

Die Frage der Eiweißzufuhr gehört zu den meistumstrittenen Problemen in der Behandlung des Diabetes und ist auch heute noch nicht endgültig geklärt. Die komplizierte Wirkung der Eiweißsubstanzen ist teilweise durch ihre komplexe Zusammensetzung verständlich. Es kann heute als feststehend angenommen werden, daß ein Teil des Eiweißes im Körper zu Zucker umgewandelt wird. Über das Ausmaß der Zuckerbildung aus Eiweiß sind aber die Meinungen geteilt. W. Falta nimmt an, daß 80% des Eiweißes im Körper zu Zucker umgewandelt werden, während amerikanische Autoren aus rein chemischen Überlegungen den Zuckerwert des Eiweißes viel niedriger ansetzen (58%). Das Eiweiß kommt aber nicht nur als Zuckerbildner in Frage. Viel undurchsichtiger ist die Wirkung der Eiweißsubstanzen auf die Azidose. Während man annehmen kann, daß die Zuckerkomponente des Eiweißes antiketogen wirkt, wird den restlichen 20 bzw. 42% ketogene Wirkung zugesprochen.

Betrachten wir zunächst das Eiweiß als Zuckerbildner. Eiweißzufuhr in nüchternem Zustand bewirkt bei Nichtdiabetikern einen mäßigen Anstieg des Blutzuckers. Die Kurve verläuft aber viel flacher, wie nach Zufuhr einer im Zuckerwert analogen Zuckermenge. Dieses Verhalten ist durch die langsame Zersetzung im Vergleich zu dem sofort assimilierbaren Zucker verständlich. Wir haben uns nun die Frage vorgelegt, wie sich das Eiweiß im Vergleich zu Fett und Zucker bezüglich des Zuckerhaushaltes der Leber verhält und haben dazu wieder den Adrenalinversuch herangezogen[1]. Es ließ sich zeigen, daß die Adrenalinblutzuckerkurve 3 Stunden nach einer Eiweißmahlzeit (200 g Fleisch, 1 Luft-

[1] Unveröffentlichte Untersuchungen mit R. Hasenöhrl.

brot, 400 g Tee) mitunter einen flacheren Ablauf zeigt, im Vergleich zur Kontrolle nach ausschließlicher Zufuhr von Tee. Diese Abschwächung der Adrenalinblutzuckerkurve ist aber keineswegs so konstant und ausgesprochen wie nach vorheriger Zuckerzufuhr. Einmal wurde kein deutlicher Unterschied gegen die Hungerkontrolle gefunden und einmal war sogar die Kurve nach Eiweiß höher. Wir haben bei der gewählten Versuchsanordnung den Eindruck gewonnen, daß das Eiweiß eine Mittelstellung zwischen Fett und Zucker einnimmt, wobei die Wirkung des Eiweißes auf den Stoffwechsel der Leber dem Zucker näher als dem Fett stehen dürfte. In der Praxis der Behandlung des Diabetes liegen die Verhältnisse aber viel komplizierter.

Wir wollen an dieser Stelle auf die umfangreiche Literatur über diesen Gegenstand nicht eingehen und verweisen diesbezüglich auf die Monographie von W. Falta, „Über die Mehlfrüchtekur bei Diabetes mellitus" und das Lehrbuch v. Noorden und Isaac „Die Zuckerkrankheit und ihre Behandlung". W. Falta hat mit besonderem Nachdruck darauf hingewiesen, daß die Wirkung des Eiweißes auf den Zuckerhaushalt des Diabetikers nicht von der Höhe der Eiweißzufuhr, sondern von der Höhe des tatsächlichen Eiweißumsatzes abhängt. Auf Grund der ausgedehnten Erfahrungen mit den Mehlfrüchtekuren kommt Falta zu dem Schluß, daß Steigerung des Eiweißumsatzes die Assimilation von Kohlehydraten hemmt und die Herabsetzung desselben sie fördert. Aus dieser Tatsache schließt Falta weiter, daß dem Eiweiß neben seiner Wirkung als Zuckerbildner noch eine besondere zuckertreibende Kraft zukommt, deren Wesen in einer Steigerung des glykogenolytischen Prozesses in der Zelle durch die gleichzeitige Verbrennung von Eiweiß angenommen wird. Eine volle Bestätigung der Ansicht Faltas wurde durch meine eigenen Untersuchungen über die isolierte Toleranzprüfung erbracht. Es soll gleich hier hervorgehoben werden, daß sowohl bei den Untersuchungen Faltas als auch bei meinen eigenen Untersuchungen immer reichlich Fett gegeben wurde. v. Noorden, der ganz allgemein für eine reichlichere Eiweißzufuhr beim Diabetes eingetreten ist, hat auch bei seinen Haferkuren eine gewisse Menge Eiweiß in Form von Eiern und pflanzlichem Eiweiß gestattet. Hingegen wurde animalisches Eiweiß bei den Haferkuren ganz ausgeschaltet, da sich besonders bei Fleischzufuhr fast regelmäßig ein schädlicher Einfluß auf den Zuckerhaushalt gezeigt hatte. Nur in einzelnen Versuchen war auch bei Fleischzufuhr während einer Haferkur kein schädlicher Einfluß aufgetreten. Wie sich hinterher bei Revision dieser Befunde herausstellte, war das Ausbleiben eines deutlichen Unterschiedes von Fleisch- und Käsebelastung einerseits und Zerealien- und Eiereiweißbelastung andererseits während einer Haferkur an die *Fettarmut* der Kost gebunden. Diese Feststellung v. Noordens ist von besonderer Bedeutung, da sie zeigt, daß die günstige Wirkung einer Mehlfrüchtekur auf den Zuckerhaushalt nur dann an die Eiweißarmut gebunden ist, wenn die Kost gleichzeitig fettreich ist. Bei starker Reduktion des Fettes scheint demnach die Zufuhr von Eiweiß den Erfolg einer Mehlfrüchtekur nicht zu beeinträchtigen.

Die wichtigsten der besprochenen Tatsachen sind folgende:

Das Eiweiß ist ein Zuckerbildner. Für die Einwirkung des Eiweißes auf den Zuckerhaushalt kommt nicht bloß die Eiweißzufuhr, sondern der tatsächliche Eiweißumsatz in Betracht (Falta). *Eiweißzulagen zu einer Haferkost oder gemischten Mehlfrüchtekost wirken steigernd auf die Glykosurie.* Diese ungünstige Wirkung *kann ausbleiben, wenn die Mehlfrüchtekost fettarm ist* (v. Noorden). *Bezüglich der Einwirkung auf den Stoffwechsel der Leber, scheint dem Eiweiß eine Mittelstellung zwischen Fett und Zucker zuzukommen.*

VIII. Eiweiß und Azidose.

Im Zusammenhang mit dem eben Gesagten ist es nötig, auch das Problem Eiweiß und Azidose kurz zu besprechen. Zum Verständnis des Azidoseproblems sind folgende Voraussetzungen von Bedeutung. Nach den alten Berechnungen von Magnus-Levy ist das Fett die wichtigste Muttersubstanz der Ketonkörper. Nach rein chemischen Überlegungen müssen wir abgesehen von der Glycerinkomponente (10%), 90% des Fettes als Muttersubstanz der Ketonkörper ansprechen. Beim Eiweiß kommen theoretisch die Aminosäuren als Ketonkörperbildner in Frage, während der Anteil des Eiweißes, aus dem Zucker entsteht, antiketogen wirken kann (Falta, Woodyatt, Wilder, und Winter). Die Kohlehydrate enthalten keine ketogenen Substanzen. Der verschiedene Gehalt der Nahrungsmittel an ketogenen und antiketogenen Komponenten macht es verständlich, daß ganz allgemein sehr fettreiche und kohlehydratarme Nahrungsgemische azidosefördernd wirken. Es ist aber, wie besonders W. Falta und v. Noorden gezeigt haben, nicht angängig, auf Grund dieser chemischen Vorstellungen ein Nahrungsgemisch nach einer Formel zu berechnen, das durch eine entsprechende Verteilung von ketogenen und antiketogenen Bestandteilen das Auftreten einer Azidose beim Diabetes verhindern soll. (Vgl. die obengenannten amerikanischen Autoren.) W. Falta hat sich in seinen ausführlichen Studien über die Mehlfrüchtekur zu zeigen bemüht, daß beim Diabetes die Acetonkörperbildung ganz besonders von der Größe des Eiweißumsatzes abhängt. Diese Erkenntnis wurde vor allem von der Beobachtung abgeleitet, daß Eiweißzulagen zu einer fettreichen Mehlfrüchtekost nicht nur die Zuckerausscheidung, sondern auch das Aceton in die Höhe treiben. Da der Grad der Azidose bei diesen Versuchen oft weit über den Gehalt der Eiweißzulagen an ketogener Substanz hinausgeht, nimmt W. Falta eine „spezifisch ketogene“ Wirkung des Eiweißes an. Das Wesen dieser azidosefördernden Wirkung des Eiweißes ist nach W. Falta innig mit seiner Wirkung auf den Zuckerhaushalt verbunden. Gemeinsame Untersuchungen mit Bernstein haben ergeben, daß reichliche Kohlehydratzufuhr bei vorher erschöpften Glykogenspeichern nicht unmittelbar zu einem Ansteigen des respirat. Quotienten führt, was darauf hinweist, daß es zuerst zu einer Füllung der Glykogendepots kommt. Die Kohlehydratverbrennung kommt aber rascher in Gang, bzw. der respirat. Quotient steigt rascher an, wenn mit dem Kohlehydrat auch gleichzeitig Eiweiß gegeben wird. Bei hohem Eiweißumsatz wird nach W. Falta das Gleichgewicht in der Zelle in der Richtung der Glykogenolyse verschoben. Beim Normalen kommt es unter diesen Verhältnissen zu einer vermehrten Verbrennung von Zucker, beim Schwerdiabetiker hingegen wird der hohe Eiweißumsatz zu einer Steigerung der Hyperglykämie und zur Zuckervergeudung durch den Harn führen. Da der Schwerdiabetiker auf den Reiz des Eiweißes hin nicht wie der Normale mit einer vermehrten Zuckerverbrennung antworten kann, wird auch die Verbrennung des Fettes und der Aminosäuren des Eiweißes nur mangelhaft erfolgen, wodurch es eben zur Azidose kommt. In ähnlicher Weise wie Falta fordert auch K. Petren zur Bekämpfung der Azidose die möglichste Beschränkung des Eiweißumsatzes.

In ähnlichem Sinne sprechen sich auch GROTE, v. d. BERGH, NEWBURG und MARSH, KREHL und METZGER u. a. aus. VON NOORDEN hält dem aber entgegen, daß man sowohl durch die FALTAsche Mehlfrüchtekost, wie auch durch die PETRENsche Kost künstlich eine Eiweißempfindlichkeit züchte und nimmt ganz allgemein gegen die langdauernde starke Beschränkung der Eiweißzufuhr beim Diabetes Stellung. ADLERSBERG und PORGES sprechen sich gegen die Existenz einer „spezifisch ketogenen" Wirkung des Eiweißes aus und bemühen sich nachzuweisen, daß das Eiweiß regulär antiketogen wirkt. Für die Normalen und die leichten Fälle von Diabetes trifft dies zweifellos zu (BORCHARDT, ROSENFELD und HIRSCHFELD u. a.).

Es ist bekannt, daß beim Normalen der Entzug der Kohlehydrate nur dann eine starke Azidose erzeugt, wenn die Kost gleichzeitig eiweißarm ist. W. FALTA hat bereits 1918 derartige Beobachtungen mitgeteilt. Auch ADLERSBERG und PORGES geben an, daß eine kohlehydratfreie Kost bei Gesunden nur dann Acetonurie erzeugt, wenn sie nicht sehr eiweißreich ist. Beim schweren Diabetes kann aber nicht daran gezweifelt werden, daß die Erhöhung eines vorher niedrigen Eiweißumsatzes z. B. durch Eiweißzulagen zu einer PETRENschen Kost oder zu einer Mehlfrüchtekost azidosefördernd wirkt. Gegen die entsprechenden Versuche FALTAS, wenden ADLERSBERG und PORGES ein, daß die Eiweißzulagen infolge der vermehrten Kalorienzufuhr schädlich wirken könnten und fordern daher zur Vermeidung dieser Fehlerquellen einen äquikalorischen Ersatz von Fett durch Eiweiß. Doch auch bei Einhaltung dieser Versuchsanordnung kommt es in der Regel, wenigstens im Beginn, bei Steigerung der Eiweißzufuhr zu einem bedrohlichen Ansteigen der Ketonurie. Wird bei solchen Versuchen der aus dem Eiweiß entstehende Zucker noch ausgenützt, so kann es allerdings nach einigen Tagen wieder zu einem Absinken der Ketonurie auch unter den Ausgangswert kommen. In diesem Falle darf aber nicht vergessen werden, daß auch die Fettzufuhr reduziert wurde. Vom Fett wissen wir aber, daß es nicht nur als wichtigste Muttersubstanz der Ketonkörper in Frage kommt, sondern auch durch seine Einwirkung auf die Gegenregulation den Zuckerhaushalt ungünstig beeinflußt. Würde man bei solchen äquikalorischen Umschaltungen das Fett teilweise durch Mehlfrüchte ersetzen, so wäre die Überlegenheit der Mehlfrüchte gegenüber dem Eiweiß deutlich erkennbar. Im gleichen Sinne hat FALTA gezeigt, daß Variation der Fettzufuhr bei einer Mehlfrüchtekost keinen erkennbaren Einfluß auf die Azidose hat. Ganz anders liegen die Verhältnisse natürlich bei den eiweißreichen und fettarmen Kostformen von ADLERSBERG zund PORGES. Bei Fettarmut der Kost fällt nicht nur die wichtigste Quelle der Ketonkörper weg, sondern die Fettarmut führt auch zu einer günstigen Beeinflussung des Zuckerhaushaltes durch Dämpfung der Gegenregulation.

Wir geben demnach zu, daß von einer primären ketogenen Wirkung des Eiweißes nicht gesprochen werden kann, sondern daß das Eiweiß nicht nur beim Normalen sondern auch beim Diabetiker antiketogen wirken kann, solange der aus dem Eiweiß entstehende Zucker gut ausgenützt wird. Beim Schwerdiabetiker, der den Eiweißzucker nicht oder nur unvollkommen verwerten kann, wirkt im Sinne von FALTA die Steigerung des Eiweißumsatzes nicht nur auf den Zuckerhaushalt, sondern auch auf die Azidose ungünstig ein. Diese Verhältnisse gelten nur für fettreiche Kostformen. Bei relativer oder absoluter Fettarmut der Kost kann hohe Eiweißzufuhr auch beim Schwerdiabetiker günstig auf die

Azidose wirken, wobei allerdings auf die Überlegenheit der Mehlfrüchte nicht vergessen werden sollte. Nach dem Gesagten wird die optimale Wirkung auf die Azidose eine fettarme bzw. fettfreie Mehlfrüchtekost besitzen. Die antiazidotische Wirkung geht nicht verloren, wenn diese Kost entweder nur mit Fett oder nur mit Eiweiß angereichert wird. Wir stellen uns vor, daß diese Kostformen dämpfend auf die Gegenregulation wirken. Kohlehydratarme Kostformen, die gleichzeitig fettreich sind, wirken in der Regel ungünstig auf die Azidose ein. Beim Normalen und beim Leichtdiabetiker wird diese ungünstige Wirkung durch hohen Eiweißgehalt abgeschwächt, beim Schwerdiabetiker hingegen verstärkt. Bezüglich der Wirkung der PETRENschen Kost auf die Azidose des Schwerdiabetikers wäre ergänzend noch zu erwähnen, daß diese Kost durch die extreme Armut an Zuckerbildnern zu einer Entlastung des Inselorgans und damit auch auf diesem Wege zu einer günstigen Beeinflussung der Azidose führen kann. Ähnliches dürfte auch für den Hunger zutreffen.

Aus den bisherigen Ausführungen geht folgendes als wesentlich hervor: *Das Eiweiß kann je nach seiner Ausnützung und nach der Art der Begleitkost ketogen und antiketogen wirken. Beim Normalen und Leichtdiabetiker mit guter Ausnützung des Eiweißzuckers wirkt das Eiweiß in der Regel antiketogen, beim Schwerdiabetiker mit geringer oder fehlender Verwertung des Eiweißzuckers in der Regel azidosefördernd. Die Einwirkung des Eiweißes auf die Azidose ist dabei wesentlich an den Fettgehalt der Kost gebunden. Beim Schwerdiabetiker mit geringer Ausnützung des Eiweißzuckers wirken Eiweißzulagen zu einer fettreichen Kost unter allen Umständen azidosefördernd; man kann hier von einer spezifisch-ketogenen Wirkung des Eiweißes sprechen. Bei fettarmer Kost kann auch beim Schwerdiabetiker unter Umständen das Eiweiß antiketogen wirken, doch sind in diesem Falle die Mehlfrüchte dem Eiweiß weit überlegen.*

IX. Übertragung der gewonnenen Gesichtspunkte auf die Behandlung des Diabetes.

1. Allgemeiner Teil. Wir haben uns in den vorangehenden Ausführungen zu zeigen bemüht, daß die kohlehydratarme und fettreiche Kost, die sog. „strenge Diät“ der alten Diabetesschule, durch Steigerung der Gegenregulation, ungünstig auf den Zuckerhaushalt wirkt. Es hat sich weiters gezeigt, daß das Fett unter Umständen einen ungünstigen Einfluß auf den Zuckerstoffwechsel besitzt, den wir ebenfalls mit einer Aktivierung der Gegenregulation in Zusammenhang gebracht haben. Schließlich haben wir gesehen, daß die kohlehydratreichen Kostformen ganz allgemein günstig, also dämpfend, auf die Gegenregulation wirken. Die spezielle Erfahrung beim Diabetiker hat gelehrt, daß die kohlehydratreiche Kost bei gleichzeitigem Fettreichtum nur dann günstig wirkt, wenn sie arm an Eiweiß ist bzw. bei Anreicherung mit Eiweiß, wenn sie fettarm gehalten wird (v. NOORDEN, W. FALTA, ADLERSBERG und PORGES).

Die Feststellung, daß die kohlehydratreichen Kostformen durch Dämpfung der Gegenregulation den Zuckerhaushalt günstig beeinflussen können, weist uns einen neuen Weg zum Verständnis der Mehlfrüchtekuren.

Wir haben eingangs auf Grund der Vorstellung, daß die diabetische Stoffwechselstörung als Balancestörung von Inselorgan und Gegenregulation aufzufassen ist, die Ansicht ausgesprochen, daß es theoretisch zwei prinzipiell verschiedene Wege zur Behebung dieser Störung geben muß: einen Weg, über eine primäre Besserung der Inselfunktion und einen zweiten, bisher nicht beachteten Weg, über eine primäre Dämpfung der Gegenregulation. Dem ersten Weg wird die Schonungsbehandlung mit Entlastung und dadurch bedingter Leistungssteigerung des Inselorgans gerecht. Wir wollen in Hinkunft dieses Behandlungsprinzip im alten Sinne als „*insuläre Schonungsbehandlung*" bezeichnen. Das zweite Behandlungsprinzip, das primär in der Gegenregulation angreift, wollen wir als „*Gegenregulationsbehandlung*" von der insulären Schonungsbehandlung abgrenzen. Dem Schonungsprinzip entsprechen alle Kostformen mit Reduktion bzw. Ausschaltung der Zuckerbildner, speziell der Kohlehydrate. Wir haben früher gesehen, daß diesen Kostformen neben ihrer günstigen Wirkung auf das Inselorgan durch die Entlastung, ein ungünstiges Prinzip infolge ihrer Armut an Kohlehydraten innewohnt, die Aktivierung der Gegenregulation. Die tausendfältige Erfahrung am Diabetiker hat nun gelehrt, daß die praktischen Erfolge mit den kohlehydratarmen Schonkuren ausgezeichnet sein können. Verschwinden der Hyperglykämie, der Glykosurie und nachhaltige Besserung der Toleranz, sind jedem in der Therapie des Diabetes Erfahrenen als Effekte der Schonungsbehandlung geläufig. Da diese Erfolge trotz einer Steigerung der Gegenregulation auftreten, müssen wir sie nach unserer Meinung auf eine *echte Leistungssteigerung des Inselorgans* zurückführen. Das Gegenregulationsprinzip wird durch die kohlehydratreichen, evtl. fettarmen Kostformen vertreten. Auch dieses Behandlungsprinzip enthält neben der günstigen Wirkung auf die Gegenregulation, ein ungünstiges Prinzip, die vermehrte Belastung des Inselorgans. Je nach dem Reichtum dieser Kostformen an Zuckerbildnern, nach der Art des Falles und je nachdem man mit oder ohne Insulin behandelt, wird sich dieser schädliche Faktor der Überlastung des Inselorgans verschieden stark auswirken. Wir wollen diese Verhältnisse zum besseren Verständnis an einem Waagebalkenschema veranschaulichen (Abb. 11).

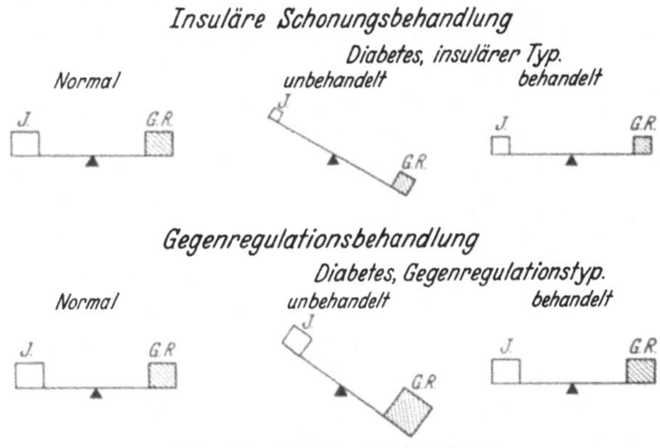

Abb. 11. (Erklärung im Text).

Wir haben in diesem Schema bereits die Unterscheidung eines insulären und eines Gegenregulationstypes des Diabetes im Sinne von FALTA vorweggenommen und kommen später auf diese Frage noch ausführlicher zurück. Diese Vorstellung mag auf den ersten Blick verwirrend wirken, sie gibt uns aber die Möglichkeit, viele, bisher ganz unverständliche Beobachtungen beim Diabetes zu erklären. Wir wollen zur Erläuterung des Gesagten nur ein Beispiel aus der Erfahrung am Krankenbett anführen. ADLERSBERG und PORGES gehen bei ihrer Behandlung mit fettarmen und an Zuckerbildnern reichen Kostformen gewöhnlich so vor, daß sie zunächst den Kranken bei einer fettreichen Probekost einstellten. Bei Umschaltung auf die an Zuckerbildnern viel reichere fettarme

Kost steigt gewöhnlich die Glykosurie und der Blutzucker an, sinkt dann bei den gut reagierenden Fällen nach und nach später wieder ab. Wenn nun der Patient auf die ursprüngliche Probediät zurückversetzt wird, läßt sich die gebesserte Stoffwechsellage an der geringeren oder fehlenden Glykosurie leicht nachweisen. Die von Adlersberg und Porges versuchte Erklärung dieser Erscheinung, die wir in ähnlicher Weise auch bei den Mehlfrüchtekuren gelegentlich beobachten können, durch ein Training des kranken Inselorgans, mußten wir als unhaltbar ablehnen. Das anfängliche Ansteigen der Glykosurie und Hyperglykämie zeigt uns ja in sinnfälligster Weise die Überlastung des Inselorgans an. Adlersberg und Porges selbst haben schon beim Gesunden durch die Erzeugung einer beträchtlichen, langanhaltenden Hyperglykämie eine schädliche Wirkung auf den Zuckerhaushalt nachgewiesen und nun soll beim Diabetes, wo die Hyperglykämie viel stärker ausfällt, eine günstige Wirkung auf das Inselorgan eintreten? Mit Hilfe unserer Vorstellung ist die Deutung dieser paradoxen Erscheinung ungezwungen möglich. Bei der fettreichen und relativ kohlehydratarmen Probekost ist die Gegenregulation auf ein höheres Niveau eingestellt. Bei Umschaltung auf das fettarme, an Zuckerbildnern reiche Regime macht sich zunächst die schädliche Wirkung durch Überlastung des Inselorgans bemerkbar. Im weiteren Verlauf bessert sich aber die Stoffwechsellage mit zunehmender Dämpfung der Gegenregulation. Diese Besserung der Balancestörung wird bei Rückversetzung auf die kohlehydratärmere Probediät, wo die Entlastung des Inselorgans mit der abgeschwächten Gegenregulation zusammentrifft, besonders deutlich.

Wir glauben, daß diese Vorstellung den beobachteten Tatsachen zwanglos gerecht wird.

Die bisher vorgetragene Anschauung einer gegensätzlichen Beeinflussung von Inselorgan und Gegenregulation durch kohlehydratreiche und kohlehydratarme Kostformen mit verschiedenem Fettgehalt können vorläufig nur den Wert einer *Arbeitshypothese* beanspruchen. Es liegen aber bereits heute eine Reihe von Tatsachen in der Literatur vor, die für die Richtigkeit dieser Ansicht sprechen. Abderhalden und Wertheimer haben über Versuche an Ratten berichtet, daß durch Kohlehydratkost die Empfindlichkeit für Insulin und die Neigung zu Hypoglykämie gesteigert wird, im Gegensatz zu einer Fleisch-Fettnahrung. Allan hat bei total pankreatektomierten Hunden unter kohlehydratreicher Ernährung ein höheres Glykoseäquivalent des Insulins gefunden. Adlersberg und Porges haben bei Diabetikern nach Behandlungsperioden mit kohlehydratreicher und fettarmer Mastdiät die Insulinwirkung in nüchternem Zustand untersucht und mit der Insulinwirkung nach der fettreichen und kohlehydratärmeren Mastkost verglichen. Diese Versuche sind von besonderem Interesse, weil sie ein Gegenstück beim Diabetes, zu unseren analogen Versuchen beim Normalen darstellen. In einer Serie von 4 Versuchen wird die Insulinblutzuckerkurve (nach 20 E Insulin nüchtern) zunächst bei Probekost ohne Insulin untersucht und dann die Untersuchung nach einer Periode mit Fettmast- und Kohlehydratmastdiät unter gleichzeitiger Insulinbehandlung wiederholt. Bezüglich der Bewertung der Versuche müssen 2 Momente hervorgehoben werden. Wir haben schon in früheren Arbeiten darauf hingewiesen, daß wir beim typischen insulären Diabetes annehmen müssen, daß sich mit zunehmender Schwere der Störung, die Gegenregulation nach Art einer Selbsthilfe des Organismus auf ein tieferes Niveau einstellt. Beheben wir durch Insulininjektionen das Insulindefizit, so wird sich auch die Gegenregulation auf ein dem Normalen ähnliches, höheres Niveau einstellen. Wir bringen damit z. B. das nicht selten zu beobachtende Ansteigen des Nüchternblutzuckers am Beginn einer Insulinbehandlung in Zusammenhang oder das Auftreten besonders hoher Zuckerausscheidung nach plötzlichem Weglassen des Insulins. BOLLER und UEBERRACK haben außerdem beim Normalen nachgewiesen, daß durch Insulinisierung eine beträchtliche Aktivitätssteigerung der Gegenregulation ausgelöst werden kann. Es ist demnach von vorneherein zu erwarten, daß die Insulinwirkung nach Probekost ohne Insulinbehandlung stärker ausgesprochen sein wird als nach den anderen Diätformen mit Insulin. Weiters muß in Betracht gezogen werden, daß bei diesen Versuchen nur dann deutliche Unterschiede der Insulinwirkung erwartet werden können, wenn klinisch eine deutliche Überlegenheit der Kohlehydratmastkost gegenüber der Fettmastdiät besteht. Wenn wir die 4 Fälle von diesem Gesichtspunkte aus betrachten, so ergibt sich folgendes: Der 1. Fall (S. 156 der Monographie von ADLERSBERG und PORGES) zeigt eine gewisse Überlegenheit der Kohlehydratmastperiode im Vergleich zur Fettmastperiode. Im Nüchterninsulinversuch ergibt sich die schwächste Insulinwirkung nach der Fettmast, die Insulinwirkung nach Kohlehydratmast und nach Probediät ohne Insulin ist annähernd gleich. Der 2. Fall ist wegen verschieden hohen Ausgangsblutzuckers nicht verwertbar. Bei dem 3. und 4. Fall ergibt sich übereinstimmend, daß die Insulinwirkung nach Probediät (ohne Insulinbehandlung) am stärksten ausgesprochen ist, während nach der Periode mit Fettmast- und Kohlehydratmastdiät mit Insulinbehandlung kein deutlicher Unterschied besteht. Wenn man diese beiden Fälle (Fall Nr. 102 und 103) genauer studiert, so sieht man, daß es sich hier durchaus um keine Glanzfälle im Sinne von ADLERSBERG und PORGES handelt. Bei Fall 102, einem typischen insulären Diabetes, müssen wir irgendeine Überlegenheit der Kohlehydratmast ablehnen, bei Fall 103 ist eine solche Wirkung zumindest sehr fraglich, da während der Fettmast eine Grippe auftrat, die bekanntlich die Stoffwechselstörung ungünstig zu beeinflussen pflegt. Wenn aber bei einer kohlehydratreichen Kost keine eindeutig günstige Wirkung (durch Dämpfung der Gegenregulation) auftritt, dann dürfen wir auch im Insulinversuch keine Steigerung der Insulinwirkung erwarten. Erst in einem späteren Abschnitt berichten ADLERSBERG und PORGES über einen Fall, bei dem klinisch eine sehr ausgesprochene Überlegenheit der Kohlehydratmast gegenüber der Fettmast bestand (S. 164—165). Bei diesem Fall (Nr. 106 der Monographie) war die Insulinwirkung, gemessen am Blutzuckerabfall nach Injektion auf nüchternen Magen im Anschluß an eine Kohlehydratmast, wesentlich stärker ausgesprochen als nach der Fettmast. Wir geben die entsprechende Abbildung dieser Autoren hier wieder (vgl. Abb. 12).

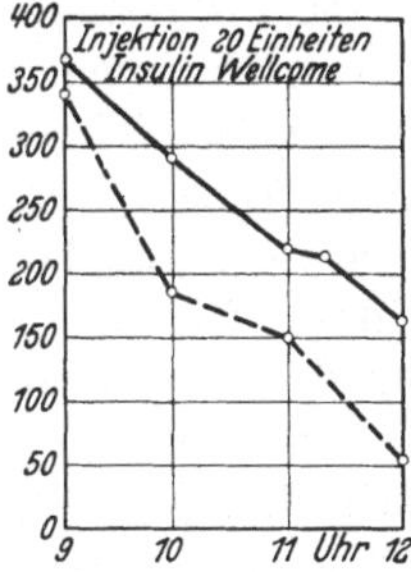

Abb. 12. (Aus PORGES u. ADLERSBERG: Die Behandlung der Zuckerkrankheit usw.) —— Blutzuckerkurve nach Fettmast mit Insulin; - - - Blutzuckerkurve nach fettarmer Kohlehydratmast mit Insulin.

Bei diesem Fall, einer jugendlichen schweren Diabetikerin, besteht bei einer fettarmen Kost mit 700—800 g Brotwerten ein Insulinbedarf von 75 E, während bei einer sehr fettreichen Kost mit nur 100 g Brotwerten bei 58 E Insulin 40—80 g Zucker im Harn ausgeschieden wird. Die Beobachtung ist insoferne ungenau, als der Insulinbedarf zur Erzielung der Zuckerfreiheit bei der fettreichen Kost nicht bestimmt wurde, doch ist unabhängig davon die Überlegenheit der kohlehydratreichen Kost eindeutig ausgesprochen. Der Ausfall des Insulinversuches bei diesem Fall spricht nach unserer Meinung dafür, daß bei klarer Überlegenheit der Kohlehydratmast über die Fettmast, die günstige Wirkung der Kohlehydratmast durch eine Dämpfung der Gegenregulation zustande kommt.

Wir sind damit zu einer ganz anderen Deutung der Insulinversuche im Anschluß an verschiedene Kostformen gelangt. ADLERSBERG und PORGES schließen aus diesen Untersuchungen, daß die günstige Wirkung der Kohlehydratmast nicht durch eine Steigerung der Insulinwirkung, also durch eine Erhöhung des Glucoseäquivalentes zu erklären ist. Als Beweis für ihre Ansicht sehen sie vor allem die bessere Insulinwirkung nach der fettreichen Probekost an und den zum Teil fehlenden Unterschied in der Insulinwirkung nach Kohlehydrat- bzw. Fettmast. Wir haben im Gegensatz dazu den Standpunkt vertreten, daß die Überlegenheit der Probediät ohne Insulinbehandlung durch den Wegfall des die Gegenregulation stimulierenden Insulins zu erklären ist und Unterschiede in der Insulinwirkung nach Fett- und Kohlehydratmast nur dann zu erwarten sind, wenn klinisch deutliche Unterschiede zwischen der Wirkung der beiden Kostformen vorhanden sind. Die Beobachtung Nr. 1, vor allem aber die ausführlich geschilderte Beobachtung 5 (Nr. 106), sprechen für die Richtigkeit unserer Auffassung.

Eine besonders wichtige Bestätigung unserer Ansichten haben aber die klinischen Untersuchungen von FALTA und BOLLER über das Glucoseäquivalent des Insulins gebracht.

Das Glucoseäquivalent wurde zunächst bei Standardkost nach zwei Methoden bestimmt. Die Zuckerausscheidung bei Standardkost wurde durch den zur Endzuckerung nötigen niedrigsten Insulinbedarf dividiert. Die 2. Methode besteht darin, daß die Zuckerausscheidung im Auslaßversuch (Weglassen des Insulins durch 24 Stunden) durch den Insulinbedarf dividiert wird. Beide Methoden ergeben gleichgerichtete Resultate. Es zeigte sich bei diesen Versuchen, daß es kein konstantes Glucoseäquivalent des Insulins gibt. Diejenigen Fälle, die alle Zeichen der Ausfallserkrankung zeigen (insulärer Typ), haben ein hohes Glucoseäquivalent, der insulinresistente Typ, hat ein niedrigeres Glucoseäquivalent. Die Unterschiede im Glucoseäquivalent werden mit der Ansprechbarkeit des gegenregulatorischen Apparates in Zusammenhang gebracht. In einer weiteren Versuchsserie wurde das Glucoseäquivalent bei verschiedenen Kostformen bestimmt. Dabei ergab sich ein prinzipieller Unterschied zwischen dem insulären und insulinresistenten Diabetestyp. Beim insulären Typus steigert sich der Insulinbedarf mit der Vermehrung der Zuckerbildner, Variation dei Fettzufuhr hat keinen deutlichen Einfluß. Das Glucoseäquivalent blieb ber den verschiedensten Kostformen praktisch gleich. Ganz anders verhält sich der insulinresistente Typ. Vermehrung der Zuckerbildner änderte den Insulinbedarf nur wenig oder gar nicht, während Variation der Fettzufuhr von deutlichem Einfluß war. Das Glucoseäquivalent wurde durch Vermehrung der Zuckerbildner-besonders der Kohlehydrate, erhöht. Fettreiche Kost wirkte ungünstig, fettarme Kost günstig auf das Glucoseäquivalent. Dieses differente Verhalten wird damit in Zusammenhang gebracht, daß bei dem insulären Typ eine geringe, beim insulinresistenten Typ erhöhte Ansprechbarkeit der Gegenregulation besteht, wobei im Sinne unserer Ansicht, durch kohlehydratreiche evtl. fettarme Kost eine dämpfende, durch kohlehydratarme und fettreiche Kost eine steigernde Wirkung auf die Gegenregulation angenommen wird.

Dieser klinisch erhobene Befund, daß sich Steigerung der Zuckerbildner und Beschränkung der Fettzufuhr nur bei jenen Fällen günstig auswirkt, die Zeichen einer vermehrten Aktivität der Gegenregulation besitzen, spricht im Sinne unserer Anschauung dafür, daß diese günstige Wirkung auf dem Wege über eine Beeinflussung der Gegenregulation erfolgt. Im gleichen Sinne spricht das Ausbleiben dieser günstigen Wirkung bei den insulären Fällen mit den Zeichen einer geringen Ansprechbarkeit der Gegenregulation.

Eine weitere Stütze für unsere Ansicht, daß kohlehydratreiche und fettarme Kost die Gegenregulation dämpft, bringen die Untersuchungen von PRIESEL und WAGNER beim kindlichen Diabetes. Diese Autoren haben beobachtet, daß solche Kostformen die bei Kindern von vorneherein bestehende Neigung zu hypoglykämischen Anfällen verstärkt. Auch die bereits erwähnte Beobachtung von v. NOORDEN und ISAAC, daß stärkere Beschränkung der Calorienzufuhr (die mit starker Fettbeschränkung einhergeht), die Tagesblutzuckerkurve in wenigen Tagen bis zu hypoglykämischen Werten senken kann, spricht im gleichen Sinne. Diese Autoren ziehen als Erklärung für die gesteigerte Insulinwirkung bei calorienarmer (d. i. fettarmer) Kost, die Glykogenarmut der Leber bzw. eine mangelhafte Adrenalinwirkung in Betracht. Die letztere Annahme (mangelhafte Adrenalinwirkung) ist aber mit der von uns in weiterem Sinne angenommenen Dämpfung der Gegenregulation praktisch identisch.

Wir sehen demnach, daß die von uns erwogene Möglichkeit einer Beeinflussung der Gegenregulation auf diätetischem Wege — und zwar Dämpfung derselben durch kohlehydratreiche evtl. fettarme Kost und Steigerung derselben durch kohlehydratarme, fettreiche Ernährung durch klinische Beobachtungen gut gestützt erscheint.

Zusammenfassung: 1. Es wird zwischen der insulären Schonungsbehandlung und der Gegenregulationsbehandlung unterschieden.

2. Kohlehydratarmut und Fettreichtum der Kost wirkt ungünstig, also steigernd auf die Gegenregulation.

3. Kohlehydratreichtum und Fettarmut der Kost wirkt günstig, also dämpfend auf die Gegenregulation.

4. Es werden klinische Beobachtungen angeführt, die für die Möglichkeit der Beeinflussung der Gegenregulation auf diätetischem Wege sprechen.

2. Spezieller Teil. Wir haben in den früheren Abschnitten neben dem bisher dominierenden Schonungsprinzip ein neues Prinzip, die Gegenregulationsbehandlung, kennengelernt. Es wird nun im folgenden unsere Aufgabe sein, auf die Durchführung dieser Behandlungsprinzipien, auf ihre Vor- und Nachteile im speziellen einzugehen. Wir wollen zunächst die rein diätetische Behandlung ohne Insulin bzw. mit nur vorübergehender Insulinbehandlung besprechen.

Die insuläre Schonungsbehandlung. Die Schonungsbehandlung kann durch verschieden starke Beschränkung der Zuckerbildner bei genügender Calorienzufuhr durchgeführt werden, und man kann sie gleichzeitig durch Unterernährung verschärfen. Es muß heute als feststehend betrachtet werden, daß Senkung des Gesamtumsatzes durch Beschränkung der Calorienzufuhr günstig auf den Diabetes wirkt. Es ist also nicht verwunderlich, wenn *Allen* den vollständigen

Hunger als radikalste und beste Behandlungsmethode empfohlen hat. Nun haben wir aber schon früher gesehen, daß bei langdauerndem Hunger die Eiweißbestände des Körpers angegriffen werden. Die Erhöhung des endogenen Eiweißumsatzes wirkt sich aber wieder ungünstig aus, so daß eine vorwiegende Fettnahrung, die den Eiweißbestand des Körpers schont, besser wirken kann (PETREN, NEWBURG und MARSH). Es muß somit der langdauernde, vollständige Nahrungsentzug schon aus diesem Grunde abgelehnt werden. Hingegen stehen der Anwendung von einzelnen Hungertagen, sowie von langdauernder mäßiger Unterernährung keine theoretischen Bedenken im Wege. Ähnliches gilt auch bezüglich der lang dauernden Behandlung mit einer ausschließlichen Gemüse-Fettkost im Sinne von PETREN. Eine solche einseitige fettreiche Ernährung wird von unserer Bevölkerung auf die Dauer nicht vertragen, da sie bald zu Magen-Darmstörungen führt. Hingegen ist gegen die Anwendung von einzelnen strengen Gemüsetagen im Verlauf einer Schonkur nichts einzuwenden. Es bleiben somit für die Durchführung der Schonungsbehandlung folgende Möglichkeiten.

Einfache Formen der Schonungsbehandlung mit fettreichen Kostformen.

1. Der Entzug der Kohlehydrate bei freigewählter Eiweiß- und Fettzufuhr.

Mit dieser ursprünglichen und einfachen Verordnung wird man leichte Fälle von Diabetes entzuckern und von ihren Beschwerden befreien können. Sie stellt heute noch für viele ältere Ärzte das Um und Auf der Diabetesbehandlung dar. Dieses primitive Verfahren enthält wesentliche Nachteile. Nicht selten werden dabei von den Kranken enorme Eiweiß- und Fettmengen verzehrt. Abgesehen davon, daß die übermäßig hohe Eiweißzufuhr dem Schonungsprinzip widerspricht, sind auch die mitunter auftretenden Gewichtszunahmen nicht erwünscht.

2. Der Entzug der Kohlehydrate bei begrenzter Eiweiß- und Fettzufuhr.

Diese genau vorgeschriebene Eiweiß-Fettkost ist unter den Namen der „strengen Kost“ bekannt und stellt den Hauptvertreter der klassischen Schonungsbehandlung dar, wie sie von NAUNYN und v. NOORDEN ausgearbeitet wurde. Diese Behandlung wurde durch Gemüsetage (v. NOORDEN) und durch Hungertage, sowie durch gelegentliche Beschränkung der Gesamtcalorienzufuhr verschärft. Diese Schonungsbehandlung besteht auch heute noch zu Recht. Sie wird je nach dem Autor und je nach der Lage des Falles mit eiweißreicheren und eiweißärmeren Kostformen durchgeführt. Die praktischen Erfolge mit den Schonkuren sind bei leichteren Fällen oft außerordentlich gut. Besondere Vorteile der Schonungsbehandlung sind die Einfachheit und die prompte Wirkung. Über die Schonungsbehandlung liegt eine jahrzehntelange Erfahrung vor. Bei einem nicht geringen Prozentsatz der Fälle wird durch diese Behandlung nicht nur Aglykosurie, sondern volle Leistungsfähigkeit und ausgiebige Besserung der Toleranz für Kohlehydrate durch viele Jahre erreicht und erhalten.

Es ist aber bekannt, daß schwere Fälle durch den Entzug der Kohlehydrate und durch die reichliche Zufuhr von Eiweiß und Fett besonders leicht azidotisch und vom Koma bedroht werden. Ebenso ist bekannt, daß bei jugendlichen, schweren Fällen das Fortschreiten der Erkrankung auf die Dauer nicht aufgehalten werden kann. Besonders diese letztere Tatsache scheint ADLERSBERG und PORGES im Verein mit ihren theoretischen Feststellungen über die Schädlichkeit des Kohlehydratentzuges und des Fettes auf die Kohlehydrattoleranz des Normalen veranlaßt zu haben, die Schonungsbehandlung als unzweckmäßig abzulehnen. Diese Autoren sprechen der Schonungsbehandlung nur eine günstige Augenblickswirkung, aber keine Dauerwirkung zu. Wir haben uns in den bisherigen Ausführungen zu zeigen bemüht, daß die theoretische Fundierung der Lehre von ADLERSBERG und PORGES einer strengen Kritik nicht standhält. Wir sind zu der Anschauung gekommen, daß die kohlehydratarmen und fettreichen Kostformen durch die Aktivierung der Gegenregulation wohl ein schädliches Prinzip im Sinne von ADLERSBERG und PORGES enthalten, daß aber die praktischen Erfolge der Schonungsbehandlung nur durch eine echte Leistungssteigerung des Inselorgans erklärt werden können. Gegen alle theoretischen Einwände heben ADLERSBERG und PORGES immer wieder hervor, daß sie mit ihrem Verfahren eine kurative Beeinflussung des Diabetes erzielen, was mit den anderen Verfahren bisher nicht möglich war. Nun bringen die Autoren in ihrer ausführlichen Monographie kein einziges Beispiel für einen Vergleich der Schonungsbehandlung mit ihrem Verfahren, sondern sie prüfen lediglich das Verhalten bei Probediät vor und nach der Behandlung mit ihren fettarmen Kostformen. Nur bei gleichzeitiger Insulinanwendung wurde die Wirkung einer fettreichen, kohlehydratarmen mit einer äquicalorischen fettarmen, kohlehydratreichen Kost verglichen, wobei die letztere günstiger abschneidet. Diese Beobachtung sehen die Autoren als einen besonders schlagenden Beweis für die Richtigkeit ihrer Lehre an, und zwar mit folgender Begründung. Sie nehmen an, „daß Insulinbehandlung an sich keine Toleranzsteigerung herbeiführt.“ Sie stützen sich auf die Beobachtung, daß mitunter nach einer Insulinbehandlung die Zuckerausscheidung bei einer Probediät gleich oder höher ist als vor der Behandlung und daß bei manchen Fällen die Insulindosis im Verlauf der Behandlung gesteigert werden muß. Gegen diese Argumente ist folgendes einzuwenden: Wir wissen, daß bei vielen Fällen, auch bei Behandlung mit fettreicher Kost, die anfängliche Insulindosis abgebaut und nicht selten das Insulin ganz weggelassen werden kann. Alte Untersuchungen von FALTA, HÖGLER und mir haben gezeigt, daß eine kombinierte Diät-Insulinbehandlung der *einfachen* Diätbehandlung bezüglich der Wirkung auf die Toleranz überlegen sein kann. Bei diesen Beobachtungen müssen wir während der Insulinbehandlung eine Besserung der Inselfunktion durch die Entlastung annehmen. Die gelegentliche, bei schweren Fällen zu beobachtende, höhere Zuckerausscheidung bei Probekost im Anschluß an eine Insulinbehandlung, stellt nach unserer Meinung ein Gegenregulationsphänomen dar und hat mit einer Verschlechterung der Inselfunktion nichts zu tun. Wenn wir bei einem schweren Diabetiker mit daniederliegender Inselfunktion durch künstliche Insulinzufuhr den Agonisten Insulin wieder annähernd normal machen, dann wird sich auch der Antagonist, die Gegenregulation, auf einen höheren Aktivitätszustand einstellen. Wir aktivieren, wie dies BOLLER und UEBERRACK beim Normalen gezeigt haben, durch Insulinzufuhr die Gegenregulation. Wenn wir bei einem schweren Fall, dessen Inselorgan auch durch ideale Entlastung einer nennenswerten Besserung nicht mehr fähig ist, die Insulinzufuhr plötzlich unterbrechen, so steht das defekte Inselorgan einer aktivierten Gegenregulation hilflos gegenüber. Wenn also unter einer Insulinbehandlung eine Besserung der Inselfunktion nicht mehr möglich ist, dann ist es klar, daß der Patient nach der Insulinbehandlung durch die Aktivierung der Gegenregulation schlechter daran sein muß als vorher. Das mitunter schlagartige Auftreten eines Komas bei plötzlichem Absetzen des Insulins hängt nach unserer Meinung damit zusammen. Wenn diese Erscheinungen bei Verwendung von kohlehydratreichen und fettarmen Kostformen während der Insulinbehandlung weniger deutlich sind, so hängt das mit der günstigen Wirkung derselben auf die Gegenregulation zusammen und hat mit einer Beeinflussung des Inselorgans nichts zu tun. Was nun die bei Dauerinsulinbehandlung schwerster Fälle mitunter vorkommende Steigerung des Insulinbedarfes im Verlauf der Behandlung anbelangt, so handelt es sich durchaus nicht um ein regelmäßiges Vorkommnis. Bei richtig durchgeführter Insulinbehandlung schwerer Fälle sieht man, daß der anfänglich hohe Insulinbedarf später vermindert werden kann und nun oft durch Jahre konstant bleibt. Nur bei fieberhaften Erkrankungen schnellt der Insulinbedarf vorübergehend in die Höhe, um sich allmählich wieder auf die alte Höhe einzustellen. Das ständige Ansteigen des Insulinbedarfes ist nach meiner Erfahrung besonders bei jenen Fällen zu beobachten, bei denen die Insulinbehandlung wegen Nachlässigkeit des Kranken oder wegen besonderer Neigung zu Hypoglykämie nicht als ideale Schonungsbehandlung durchgeführt werden kann. Wenn trotz Insulinzufuhr zeitweise oder ständig Glykosurie und beträchtliche *Hyperglykämie* besteht, dann ist durch Überlastung des Inselorgans ebenso wie bei einer schlecht durchgeführten Diätbehandlung mit einem ständigen Fortschreiten der Erkrankung und daher mit einem ständigen Steigen des Insulinbedarfes zu rechnen. Die schädliche, Hyperglykämie und Glykosurie erzeugende Wirkung von Diätfehlern, macht sich bei fettreicher Kost mit aktivierter Gegenregulation stärker bemerkbar als bei fettarmen Kostformen. Wir kommen auf die Frage der optimalen Diät bei der Insulinbehandlung später noch ausführlich zurück.

Wir wollen nun zur Erläuterung des bisher Gesagten einige praktische Beispiele anführen.

Beispiele für die günstige Wirkung der Schonungsbehandlung. Bei den folgenden Beobachtungen wurden die Fälle zunächst eine Woche auf einer Standarddiät nach FALTA gehalten, bestehend aus: 150—200 g Fleisch, 2—3 Eiern, fallweise 30 g Käse, 1/4 Liter Obers, 600—800 g kohlehydratarme Gemüse, 150—180 g Fett, 120 g Weißbrotäquivalent, Tee, Kaffee, klare Suppe, 1/4 Liter Wein, 1—2 Luftbrote.

Ganz leichte Fälle werden bei dieser Kost bereits zuckerfrei. Wenn dies nicht der Fall war, wurde die an der Abteilung FALTA übliche Schonungsbehandlung mit einem Wechsel von Eiweißkost und Gemüsetagen durchgeführt, wobei immer auf 3 Tage Eiweißkost ein Gemüsetag folgte. Die Kost an Gemüsetagen bestand aus: 2—3 Eiern, 1/4 Liter Obers, 600—800 g Gemüse, 150—180 g Fett, 1—2 Luftbrote, Tee, Kaffee, klarer Suppe, 1/4 Liter Wein. Bei der Eiweißkost wurde zu dieser Diät 150—200 g Fleisch und 30—50 g Käse hinzugefügt.

Fall 1. M. F., 60 Jahre, ♂. Seit Februar 1930 zuckerkrank. Beginn mit 5,4%. Anfangs bei Diät zuckerfrei, jetzt 2—2,2%, Aceton vermehrt. Herz breit, Töne dumpf. RR 125. Deutliche Ödeme. Mäßige Adipositas, Körpergewicht am Beginn der Erkrankung 97 kg (kräftiger Mann). Eintritt in die Behandlung am 26. 3. 30. Schon bei Standardkost sinkt der Zucker auf 0,1%, kein Aceton im Harn. Während eines Schnupfens wieder starke Glykosurie, 2,1% — 34 g, kein Aceton. In den Monaten Mai und Juni ist der Harn zuckerfrei. 3. 6. Körpergewicht auf 95,6 kg abgesunken, die Kost wird um 2mal 40 g Brot vermehrt. 13. 8. Andauernd zuckerfrei, Blutzucker 142 mg-%, Zulage von 200 g Obst. Körpergewicht ist auf 91,6 kg abgesunken. 22. 12. Harn dauernd zuckerfrei, Blutzucker 100 mg-%. Der Patient wird angewiesen bei gemischter Kost *ohne Zucker* zu leben. 6. 5. 31 Blutzucker 82 mg-%. Ein Jahr später. Im Mai 1932 kommt der Patient wieder mit 3% Zucker (50 g), Blutzucker 198 mg-% und gibt zu, daß er seit längerer Zeit entgegen der strikten Verordnung wieder gezuckerte Speisen gegessen hat. 9. 6. Bei Standardkost wieder zuckerfrei, Blutuzcker 150 mg-%, Körpergewicht 97,6 kg, wieder leichte Ödeme. 24. 6. Harn negativ, Blutzucker 125 mg-%, Körpergewicht 96,4 kg. Der Mehlfrüchtegehalt der Kost wird bis auf 5mal 40 g Weißbrot und 250 g Obst erhöht. Im weiteren Verlauf Harn negativ, Blutzucker um 130 mg-%. Letzte Kontrolle 14. 12. 32.

Epikrise. Leichter Fall von Diabetes bei mäßiger Adipositas und geringer muskulärer Insuffizienz des Herzens. Die mäßige Beschränkung der Zuckerbildner in der Kost, wie sie durch die Standarddiät gegeben ist, genügt, um den Patienten zu entzuckern und normale Blutzuckerwerte zu erreichen. Prompter Rückfall bei Genuß von gezuckerten Speisen. Neuerliche Behebung der Störung unter Standarddiät, wobei diesmal, wie gewöhnlich nach einem Rückfall nicht mehr vollkommen normale Blutzuckerwerte erreicht werden.

Fall 2. Dr. L. F., 60 Jahre, ♂. Seit 1923 zuckerkrank. Damals 5,1%. Bei von anderer Seite erfolgter Diätbehandlung zeitweise negativ. Eintritt in die Behandlung am 19. 1. 31. Kräftiger, gut genährter Mann. Körpergewicht 85 kg. Bei Standardkost 0,11%. 2,2 g Aceton, Blutzucker 153 mg-%. Einleitung der typischen Schonungsbehandlung 6. 2. Harn negativ, Blutzucker 143 mg-%. Langsam ansteigende Belastung bis auf 80 g Weißbrotäquivalent. 22. 2. Harn dauernd zuckerfrei. Blutzucker 125 mg-%. Weitere Belastung bis auf 140 g Weißbrotäquivalent. 14. 4. Harn negativ, Blutzucker 114 mg-%. Aufbau der Kost bis 240 g Weißbrotäquivalent. Bleibt ständig zuckerfrei, Blutzucker zwischen 130 und 150 mg-%. Körpergewicht 83,4 kg.

Epikrise. Ganz leichter Fall von Diabetes, der im Anschluß an eine typische Schonungsbehandlung andauernd zuckerfrei bleibt und eine hohe Toleranz für Kohlehydrat bekommt. Die anfängliche geringe Glykosurie bei relativ niedrigem Nüchternblutzucker und das Fehlen derselben am Schluß der Behandlung bei zeitweise gleich hohem Blutzucker sprechen dafür, daß durch die höhere Mehlfrüchtezufuhr eine gewisse Dichtung des Nierenfilters erfolgt ist.

Fall 3. M. F., 50 Jahre, ♀. Eintritt in die Behandlung am 29. 10. 31. Seit 3 Wochen vermehrter Durst, große Harnmenge. 5,1% — 153 g Zucker. Nach 10 Tagen Standardkost 0,55% — 13,8 g Zucker, kein Aceton, Blutzucker 221 mg-%. Körpergewicht 70,7 kg, normaler Ernährungszustand. 9. 11. Einleitung der Schonungsbehandlung, Gemüsetage ohne Eier. 24. 11. Harn negativ, Blutzucker 161 mg-%. Toleranzprüfung bis 80 g Weißbrotäquivalent. 22. 12. Dauernd zuckerfrei, Blutzucker 138 mg-%. Weitere Belastung bis 200 g Weißbrotäquivalent, Körpergewicht 69,4 kg. 16. 2. 32. Zuckerfrei, Blutzucker 151mg-% Während der letzten Wochen grippöse Erkrankung mit 39° Temperatur mitgemacht. 23. 3. Noch immer Bronchitis, Blutzucker 165 mg-%, Körpergewicht 68,1 kg. 31. 5. Blutzucker 168 mg-%, Körpergewicht 68,2 kg. 12. 7. Subjektiv vollkommenes Wohlbefinden, Blutzucker 146 mg-%, Körpergewicht 69,1 kg. Steigerung der Kost auf 280 g Weißbrotäquivalent. 5. 9. Blutzucker 132 mg-%, Körpergewicht 68,6 kg. Mehlfrüchte in der Kost werden freigegeben bei strengstem Verbot von Zucker. 5. 12. Blutzucker 101 mg-%, Körpergewicht 70 kg. 30. 1. 33. Bei gemischter Kost ohne Zucker dauernd zuckerfrei, Blutzucker 125 mg-%, Körpergewicht 71,8 kg.

Epikrise. Leichter Fall von Diabetes, der kurz nach Beginn der Krankheitserscheinungen in Behandlung kommt. Unter einer typischen Schonungsbehandlung entwickelt sich eine hohe Toleranz, so daß die Patientin im Verlauf von 10 Monaten eine gemischte Kost ohne Zucker bei Aglykosurie und normalen Blutzuckerwerten verträgt.

Fall 4. W. W., 66 Jahre, ♀. Eintritt in die Behandlung am 26. 10. 31. Von Juni bis Juli hat die Patientin durch eine forcierte Abmagerungskur von 83 auf 72 kg abgenommen. Im Anschluß daran stellten sich vermehrter Durst und große Harnmengen ein. Eine Harnanalyse ergab 8,2% — etwa 240 g Zucker, kein Aceton. RR 200, Struma nodosa. Nach 1 Woche Standardkost am 3. 11. 1,4% — 14 g Zucker, kein Aceton, Blutzucker 188 mg-%, Körpergewicht 71 kg. Bleibt bei Standardkost. 18. 11. 0,8%—1,2% Zucker, kein Aceton. Einleitung der Schonungsbehandlung. 11. 12. Harn zuckerfrei, Aceton Spuren, Blutzucker 131 mg-%. Ansteigende Belastung bis 120 g Weißbrotäquivalent. 8. 1. 32. Harn andauernd zuckerfrei, Blutzucker 138 mg-%, weitere Belastung bis 200 g Weißbrotäquivalent, Körpergewicht 67,4 kg. 17. 2. Harn negativ. Blutzucker 147 mg-%, bleibt bei der bisherigen Kost. 27. 4. Zuckerfrei, Blutzucker 135 mg-%, Körpergewicht 68,2 kg, Erhöhung der Kost bis auf 240 g Weißbrotäquivalent. 14. 10. Ständig zuckerfrei, Blutzucker 136 mg-%. 17. 1. 33. Blutzucker 134 mg-%, Steigerung der Mehlfrüchte bis auf 280 g Weißbrotäquivalent, Freigabe der Mehlfrüchte in Aussicht genommen.

Epikrise. Akuter, im Anschluß an eine forcierte Entfettungskur einsetzender Diabetes, der nach dem Befund bei gemischter Kost viel schwerer erscheint, als sich bei der Begutachtung bei Standardkost herausstellt. Unter der Schonungsbehandlung wird die Patientin rasch und andauernd zuckerfrei und es entwickelt sich eine hohe Toleranz für Kohlehydrate.

Fall 5. Sch. E., 51 Jahre, ♂. Eintritt in die Behandlung am 19. 10. 29. Seit etwa $^3/_4$ Jahren diabetische Symptome, war immer ein sehr starker Esser, der Vater war zuckerkrank. Stämmiger Mann mit leichter Adipositas. Ohne wesentlichen Organbefund, RR 145, Körpergewicht 84 kg. Bei gemischter Kost 5% — etwa 125 g Zucker, kein Aceton. Bei Standardkost 1,98—2,1% — 30—40 g Zucker, Aceton Spuren. Einleitung der Schonungsbehandlung. 24. 10. Wird nicht zuckerfrei. 0,9—1% Zucker, Aceton vermehrt. 7. 11. Ständig zwischen 0,5 und 0,8% Zucker, sowie geringe Mengen von Aceton. Einstellung auf Insulin 3mal 10 E bei Standardkost. 14. 11. Noch immer leichte Glykosurie (0,44%). Steigerung des Insulins bis 3mal 20 E. 25. 11. Zuckerfrei, Verminderung des Insulins auf 3mal 18 E. 9. 12. Andauernd zuckerfrei, Körpergewicht 81,4 kg. Langsamer Abbau des Insulins. 27. 1. 30. Bei 14—8—8 E zuckerfrei. 25. 2. Zuckerfrei, Körpergewicht 80,4 kg, Weglassen der Mittagsinjektion, Dosis 14—0—12 E. 8. 4. Bleibt zuckerfrei, Körpergewicht 80,4 kg. 16. 4. Tagesblutzuckerkurve: Nüchtern 150 mg-%, 10 Uhr 100 mg-%, 12 Uhr 118 mg-%, 16 Uhr 132 mg-%, 19 Uhr 71 mg-%. Abbau des Insulins auf Null. 15. 5. Ohne Insulin bei Standardkost zuckerfrei. Blutzucker 150 mg-%, Körpergewicht 78,9 kg. 20. 6. Blutzucker 146 mg-%. 16. 9. Andauernd zuckerfrei, Körpergewicht 78,5 kg, Blutzucker 157 mg-%. 25. 11. Blutzucker 143 mg-%. 19. 3. 31. Blutzucker 125 mg-%, Körpergewicht 78,7 kg, Kost bis auf 200 g Weißbrotäquivalent erhöht. 9. 9. Blutzucker 146 mg-%, Körpergewicht 77,2 kg. 28. 12. Blutzucker 139 mg-%, Körpergewicht 77,2 kg, RR 160. 4. 7. 32. Andauernd zuckerfrei, Blutzucker 146 mg-%, Körpergewicht 75,1 kg. Während der ganzen Behandlung vollkommenes Wohlbefinden und volle körperliche und geistige Leistungsfähigkeit bei sehr anstrengendem und verantwortungsvollem Beruf.

Epikrise. Leichter Fall von Diabetes mit mäßiger Adipositas. Der Patient wird unter der Schonungsbehandlung nicht zuckerfrei. Durch eine Insulinbehandlung bei Standardkost tritt rasche Entzuckerung auf. Im Verlauf von 5 Monaten kann das Insulin stark abgebaut und schließlich ganz weggelassen werden. Bei einer Belastung mit 200 g Weißbrotäquivalent bleibt der Patient andauernd zuckerfrei bei relativ günstigen Blutzuckerwerten. Die leichte Fettsucht wird ohne besondere Fettbeschränkung langsam behoben.

Bei diesem Falle hätte man voraussichtlich bei stärkerer Calorienbeschränkung mit fettarmen Kostformen auch ohne Insulin zum Ziel kommen können, worauf wir später noch zurückkommen werden.

Fall 6. Dr. K. K., 33 Jahre, ♂. Eintritt in die Behandlung am 6. 3. 29. Seit etwa 4 Wochen leidet der Patient an vermehrtem Durstgefühl und glaubt an Gewicht abgenommen zu haben. Grazil gebauter Mann in etwas reduziertem Ernährungszustand ohne krankhaften Organbefund. Bei gemischter Kost 8,1 % — 365 g Zucker, 0,48 g Aceton, Blutzucker 241 mg-% Körpergewicht 67,5 kg. Haut und Schleimhäute trocken, deutlicher Acetongeruch aus dem Munde. Klage über auffallende Müdigkeit. Mit Rücksicht auf den plötzlichen Beginn der Erkrankung mit schweren Erscheinungen bei einem jugendlichen Individuum, mit Rücksicht auf die Acetonausscheidung bei gemischter Kost wird von der Beobachtung bei Standardkost abgesehen und der Kranke zur sofortigen Einleitung einer Insulinbehandlung in eine Anstalt aufgenommen. Beginn der Behandlung bei Standardkost und 3mal 20 E Insulin. Der Patient wird nicht zuckerfrei. Ansteigen des Insulins bis 3mal 40 E. Nach erreichter Entzuckerung und Auftreten von hypoglykämischen Erscheinungen wird das Insulin bis auf 66 E (24—18—24) abgebaut. 21. 3. Austritt aus der Anstalt. 28. 3. zuckerfrei. Leichte hypoglykämische Erscheinungen. Verminderung des Insulins auf 20—14—20 E, Erhöhung der Kost um 40 Weißbrotäquivalent (160 g). Körpergewicht 69 kg. 4. 4. Blutzucker nüchtern 179 mg-%. 12. 4. Insulinabbau auf 12—10—20 E (die hohe Abenddosis erklärt sich durch die besondere Lebensweise des Patienten). Körpergewicht 69,7 kg. 23. 4. Tagesblutzuckerkurve: Nüchtern 117 mg-%, 12 Uhr 109 mg-%, 16 Uhr 113 mg-%, 19 Uhr 186 mg-%. Weglassen der Mittagsinjektion (14—20 E). 7. 5. Andauernd zuckerfrei. Insulinabbau auf 9—0—8 E. 20. 5. Tagesblutzuckerkurve: Nüchtern 139 mg-%, 12 Uhr 127 mg-%, 16 Uhr 119 mg-%, 19 Uhr 168 mg-%. 16. 7. Für den Urlaub 3 Injektionen (4—4—8 E) bei 240 g Weißbrotäquivalent empfohlen. 28. 8. Ständig zuckerfrei. Körpergewicht 70,6 kg. Einstellung auf 8—0—8 E Insulin bei 200 g Weißbrotäquivalent. 9. 10. Tagesblutzuckerkurve: Nüchtern 143 mg-%, 12 Uhr 219 mg-%, 16 Uhr 90 mg-%, 19 Uhr 117 mg-% (der hohe Blutzuckerwert mittags erklärt sich dadurch, daß die Frühinjektion sehr spät gegeben wurde). Übergang auf Diätbehandlung ohne Insulin. Zunächst 1 Woche Eiweißkost abwechselnd mit Gemüsetagen, dann langsamer Aufbau der Kost bis 200 g Weißbrotäquivalent. 6. 11. Ständig zuckerfrei. Blutzucker nüchtern 150 mg-%, Körpergewicht 68,8 kg. Erhöhung der Mehlfrüchte bis auf 240 g Weißbrotäquivalent, 1 Gemüsetag pro Woche. 13. 12. Tagesblutzuckerkurve: Nüchtern 161 mg-%, 12 Uhr 106 mg-%, 16 Uhr 152 mg-%, 19 Uhr 150 mg-%. 7. 1. 30 Immer negativ. Körpergewicht 67,4 kg. 30. 1. Blutzucker 121 mg-%, Körpergewicht 67,2 kg. 10. 6. Operation wegen Hallux valgus mit Bursitis in Lokalanästhesie ohne Komplikation überstanden. Ohne Insulin immer zuckerfrei. Körpergewicht 67,9 kg. 4. 9. Blutzucker 125 mg-%, Körpergewicht 68,5 kg. 30. 1. 31. Im Dezember in Paris mehrmals Diätfehler gemacht. Blutzucker 146 mg-%. 24. 4. Blutzucker 166 mg-%, zuckerfrei. Körpergewicht 67,6 kg. 8. 6. Blutzucker 143 mg-%, Körpergewicht 67 kg, sehr abgespannt und nervös. Für den Urlaub die Weisung gegeben 2mal 8 E Insulin zu nehmen und die Kost um 2—3mal 40 g Weißbrotäquivalent zu erhöhen. 28. 8. Blutzucker 107 mg-%, seit Urlaub wieder ohne Insulin bei 240—280 g Weißbrotäquivalent, Körpergewicht 68,6 kg. 7. 12. Blutzucker 108 mg-%. Bei Einladungen hat Patient mehrmals auch zuckerhältige Kost gegessen, wobei über Anweisung vorher 10—20 E Insulin gegeben wurden. Körpergewicht 69,2 kg. 20. 4. 32. Blutzucker nach Gemüsetag 102 mg-%. Körpergewicht 68,2 kg. 27. 6. Blutzucker 126 mg-%. Während des Urlaubes 3mal 10 E Insulin bei etwa 320—400 g Weißbrotäquivalent. 2. 9. Blutzucker 117 mg-%, nach dem Urlaub Insulin im Verlauf von 3 Wochen auf 0 abgebaut. 16. 12. Dauernd zuckerfrei, Blutzucker 108 mg-%, Körpergewicht 68 kg.

Epikrise. Es handelt sich um einen typischen Fall von akut einsetzendem Diabetes bei einem jungen Menschen. Die bei kurzer Dauer der Krankheitserscheinungen bestehende hohe Zuckerausscheidung und das Vorhandensein von Aceton bei gemischter Kost, kennzeichnen die Störung als schwerer Natur. Unter sofortiger Insulinbehandlung wird der Patient bei Standardkost rasch entzuckert und abgesehen von einem Diätfehler dauernd zuckerfrei gehalten. Im Verlauf eines halben Jahres kann das Insulin stark abgebaut und schließlich ganz weggelassen werden. Beim Weglassen des Insulins wird der Kranke zunächst auf Eiweißkost abwechselnd mit Gemüsetagen gehalten und erst im Verlauf von mehreren Wochen die Kost durch Zulage von Kohlehydraten bis 200 g Weißbrotäquivalent aufgebaut. Die ständige Zuckerfreiheit und die günstigen Blutzuckerverhältnisse erlauben im weiteren Verlauf eine Belastung bis zu 240 und 280 g Weißbrotäquivalent. Während des Urlaubs wird die Mehlfrüchtemenge noch weiter vermehrt und Insulin gegeben, das immer wieder nach dem Urlaub abgebaut und weggelassen werden kann. In Gesellschaft nimmt der Patient unter Insulinschutz (10—20 E) eine auch zuckerhältige Normalkost. Der Fettgehalt der Diät betrug im Durchschnitt etwa 150 g und wechselte je nach dem Nahrungsbedürfnis des Patienten nach oben und unten. Im Verlaufe der fast 4 Jahre dauernden Beobachtung hat sich keinerlei Zeichen einer Progredienz der Störung gefunden, was um so bemerkenswerter ist, als es sich um einen typischen schwereren Diabetes bei einem jungen Menschen handelt. Als wesentlich für den erzielten Erfolg sehen wir neben dem frühzeitigen Einsetzen der Behandlung die mustergültige Disziplin des Kranken an, die für die Schonungsbehandlung von ganz besonderer Bedeutung ist.

Fall 7. L. M., 49 Jahre, ♀. Eintritt in die Behandlung am 2. 6. 29. Die Patientin ist seit einigen Monaten zuckerkrank und wurde von anderer Seite diätetisch behandelt. In den letzten Tagen große Schwäche, Brechreiz, Kopfschmerzen. Typischer, subkomatöser Zustand. Die Patientin wird in einer Anstalt mit hohen Dosen von Insulin bei fettfreier Mehlfrüchtekost entzuckert und im weiteren Verlauf bei Standardkost mit 3mal 30 E zuckerfrei gehalten. 14. 8. Beginn des Insulinabbaues. 19. 9. Bei 2mal 10 E immer zuckerfrei. Körpergewicht 74,6 kg. 27. 9. Tagesblutzuckerkurve: Nüchtern 155 mg-%, 12 Uhr 154 mg-%, 16 Uhr 148 mg-%, 19 Uhr 127 mg-%. Übergang auf Diätbehandlung ohne Insulin. Zunächst Eiweißkost abwechselnd mit Gemüsetagen, dann langsamer Aufbau der Diät bis 60 g Weißbrotäquivalent. 8. 10. Ständig zuckerfrei. Körpergewicht 74,2 kg. Steigerung der Mehlfrüchte auf 140 g Weißbrotäquivalent. 16. 10. Blutzucker nüchtern 104 mg-%. Körpergewicht 74 kg. Steigerung bis 180 g Weißbrotäquivalent. 18. 1. 30. Zuckerfrei. Blutzucker 236 mg-%. Magenbeschwerden, Zunge belegt. Karlsbader Wasser. Kost bleibt. 14. 2. Wohlbefinden. Blutzucker 155 mg-%, Körpergewicht 73 kg. Bericht 1930 und 1931: Immer zuckerfrei, normale Leistungsfähigkeit.

Epikrise. Die subkomatös in Behandlung kommende Patientin wird durch eine hochdosierte Insulinbehandlung bei fettfreier Mehlfrüchtekost entzuckert und nachher durch 2 Monate bei Standardkost und 90 E Insulin zuckerfrei gehalten. Im Verlauf eines Monates kann das Insulin auf 20 E abgebaut und schließlich bei Eiweißkost abwechselnd mit Gemüsetagen weggelassen werden. Trotz Aufbaues der Kost mit 180 g Weißbrotäquivalent bleibt die Patientin in den nächsten Monaten zuckerfrei bei vollständigem Wohlbefinden und voller Leistungsfähigkeit. Über den weiteren Verlauf des Falles wird später noch berichtet werden.

Fall 8. E. F., 48 Jahre, ♂. Seit etwa 14 Tagen diabetische Symptome, vermehrter Durst und große Harnmengen, Gewichtsabnahme um 4 kg. Eintritt in die Behandlung am 10. 4. 33. Bei gemischter Kost 7,15% Zucker — 280 g, Aceton in Spuren. 18. 4. nach einer Woche Standardkost 2,64% — 21,12 g, Aceton Spuren. Körpergewicht 91,9 kg. Bleibt bei Standardkost mit Gemüsekost jeden vierten Tag. 27. 4. Zucker 0,66% — 9,9 g, Aceton in geringsten Spuren. Blutzucker 154 mg-%. Körpergewicht 93,50 kg. 18. 5. Harn zuckerfrei, kein Aceton. Körpergewicht 91,7 kg. Bleibt weiter bei der gleichen Kostverordnung. 6. 6. Immer zuckerfrei. Blutzucker 100 mg-%, Körpergewicht 91 kg. Erhöhung der Mehrfrüchte von 120 auf 200 g Weißbrotäquivalent und nur mehr ein Gemüsetag pro Woche. 21. 6. Immer zuckerfrei, Blutzucker 111 mg-%. Körpergewicht 90,6 kg. Steigerung der Mehlfrüchte bis 360 g Weißbrotäquivalent. 13. 7. Weiter zuckerfrei. Blutzucker 125 mg-%. Körpergewicht 91,8 kg. Vollkommenes Wohlbefinden. 14. 1. 34. Andauernd zuckerfrei. Blutzucker 118 mg-%, Körpergewicht 94 kg.

Epikrise. Es handelt sich um einen ganz frischen Fall von Diabetes schwererer Art, was aus dem Vorhandensein von Aceton bei gemischter Kost neben der hohen Zuckerausscheidung hervorgeht. Trotzdem gelingt es im Verlauf von 3 Monaten den Patienten bei einer einfachen Schonungsbehandlung zu entzuckern und eine sehr hohe, anhaltende Toleranz für Kohlehydrate bei normalen Nüchternblutzuckerwerten zu erzielen.

Fall 9. O. F., 58 Jahre, ♂. Eintritt in die Behandlung am 4. 1. 32. Seit $1^1/_2$ Jahren zuckerkrank. Wurde nie zuckerfrei. Letzter Befund am 2. 1. 32 4% Zucker angeblich bei einer strengen Eiweiß-Fettkost. Mitte 1930 Magenoperation wegen blutendem Ulcus. 14. 1. Bei Standardkost 0,55% — 11 g Zucker, Blutzucker 161 mg-%. Typische Schonungsbehandlung mit Eiweißkost abwechselnd mit Gemüsetagen. 29. 1. Harn zuckerfrei, Blutzucker 146 mg-%. Mehlfrüchtezulage ansteigend bis 80 g Weißbrotäquivalent. 12. 2. Zuckerfrei, Blutzucker 139 mg-%. Belastung bis 160 g Weißbrotäquivalent. 11. 3. Zuckerfrei, Blutzucker 168 mg-%. Steigerung bis 200 g Weißbrotäquivalent. 8. 4. Zuckerfrei, Blutzucker 146 mg-%. Steigerung bis 240 g Weißbrotäquivalent. In den nächsten Monaten bleibt der Patient bei Weißbrotmengen von 240—280 g immer zuckerfrei und Blutzuckerwerten zwischen 125 und 150 mg-%. Das Körpergewicht wurde dabei bei dem etwas übergewichtigen, großen Mann um 5 kg vermindert. 3. 3. 33 Blutzucker 146 mg-%, Körpergewicht 89,5 kg. Steigerung der Mehlfrüchte auf 320 g Weißbrotäquivalent. 5. 5. Immer zuckerfrei, Blutzucker 125 mg-%, Körpergewicht 88,6 kg, Steigerung auf 360 g Weißbrotäquivalent. 2. 6. Blutzucker 146 mg-%, Körpergewicht 87,7 kg. Vollkommenes Wohlbefinden.

Epikrise. Es handelt sich um einen leichteren Fall von Diabetes, der offenbar infolge unzweckmäßiger Behandlung (oder infolge Nichteinhaltens der Diät) während der $1^1/_2$jährigen Dauer des Leidens nicht zuckerfrei wurde. Unter einer typischen Schonungsbehandlung tritt die Entzuckerung in kurzer Zeit auf und der Patient erreicht schließlich eine sehr hohe Toleranz für Kohlehydrate.

Die angeführten Beispiele zeigen, daß man mit der einfachen Schonungsbehandlung mit fettreichen Kostformen bei leichteren Fällen nicht nur eine gute Augenblickswirkung, sondern auch langanhaltende Besserungen der Stoffwechsellage erzielen kann. Bei schwereren Fällen ist diese Behandlung unzureichend, da die für einen wirklichen Erfolg nötige Entzuckerung ausbleibt oder eine stärkere Azidose die Durchführung der Behandlung unmöglich macht. In diesem Fall kann das Insulin helfend einspringen. Wir haben gesehen, daß unter Insulinbehandlung bei fettreicher Standardkost bei nicht zu weit fortgeschrittenen Fällen eine so ausgiebige Besserung möglich ist, daß das Insulin nach einiger Zeit abgebaut und weggelassen werden kann und sich eine hohe Toleranz entwickelt. Entscheidend für den endgültigen Erfolg einer Schonungsbehandlung mit und ohne Anwendung von Insulin ist immer die radikale Durchführung der Schonung durch das andauernde Erhalten von Aglykosurie und möglichst günstigen Blutzuckerwerten. Bezüglich der Grenze bis zu welcher man das Blutzuckerniveau sinken lassen soll, um die Diät ohne Schaden aufbessern zu können, sind die Anschauungen heute noch verschieden. Petren fordert Nüchternblutzuckerwerte um 110 mg-%, bevor er die Diät erweitert. Auch Allen vertritt einen ähnlichen radikalen Standpunkt. Ich selbst habe mich mit anderen Autoren wiederholt davon überzeugt, daß man bei viel höheren Werten die Kost mit Kohlehydraten belasten kann, ohne eine ungünstige Wirkung befürchten zu müssen. Dieses Vorgehen wäre bei ausschließlicher Berücksichtigung des Schonungsprinzips sicher zu verurteilen. Wir haben uns aber dabei vor Augen gehalten, daß durch die Steigerung der Kohlehydratzufuhr die Gegenregulation günstig beeinflußt werden kann, wodurch die in einem früheren Zeitpunkt vorgenommene Belastung des Inselorgans sich nicht schädlich auswirken muß. Wenn wir mitunter bei noch erhöhtem Nüchternblutzucker unter Steigerung der Kohlehydratzufuhr kein Ansteigen, sondern ein Absinken des Blutzuckers beobachten, so führen wir diese paradoxe Erscheinung auf eine günstige Beeinflussung der Gegenregulation zurück. Auf der anderen

Seite wissen wir, daß brüske Überlastungen des Inselorgans während einer Schonungsbehandlung durch Diätfehler meist von deletärer Wirkung sind. Immer wieder erlebt man in sterotyper Weise, daß Patienten, die unter einer Schonungsbehandlung einige Monate zuckerfrei waren, auf die Idee kommen, daß sie gar nicht zuckerkrank seien und daraufhin die ärztliche Vorschrift durchbrechen und schließlich Zucker und Süßigkeiten zu sich nehmen. Nach einigen Wochen ist dann die diabetische Stoffwechselstörung in vermehrter Intensität zurückgekehrt. Bei Fällen mit Neigung zur Progredienz, besonders bei jugendlichen Diabetikern, wird dann nie mehr der ursprüngliche Zustand erreicht und weitere Diätfehler führen nun rasch zum vollkommenen Zusammenbruch des Inselorgans. *Wir sind der Ansicht, daß bei den zur Progredienz neigenden Fällen die eingestandenen oder nicht eingestandenen Diätfehler eine Hauptursache der bei diesen Fällen so häufig auf die Dauer ungünstigen Resultate der Schonungsbehandlung sind.* Die oft schlagartig auftretenden Verschlechterungen der Stoffwechsellage durch Diätfehler während einer Schonungsbehandlung werden dadurch dem Verständnis nähergebracht, daß während der Schonungsbehandlung die Gegenregulation aktiviert ist und daher jede plötzliche Zufuhr von Zuckerbildnern zu einer besonders starken Steigerung des Blutzuckers und Überlastung des Inselorganes führen muß.

Das bisher besprochene einfache Schema einer Schonungsbehandlung leistet bei der Mehrzahl der leichten Diabetesfälle sehr gute Dienste und kann besonders für die ambulante Routinebehandlung bestens empfohlen werden. Es soll aber schon hier betont werden, daß dieses Behandlungsschema nur eine Form der Schonungsbehandlung darstellt und sicher nicht für alle Fälle, auch nicht für alle leichten Fälle das theoretische Optimum bedeutet. Bei Fällen, die mit einer stärkeren Fettsucht kombiniert sind, ist die hohe Fettzufuhr nicht zweckmäßig. Bei Diabetikern, die dem Gegenregulationstyp angehören, wird sich unter Umständen die ungünstige Wirkung der Eiweiß-Fettkost auf die Gegenregulation störend bemerkbar machen. Auch bei schwereren Fällen reicht das Verfahren, wie wir bereits erwähnt haben, wegen der Begünstigung der Azidose nicht aus. Es wird daher bei manchen Fällen zweckmäßig und notwendig sein, die Schonungsbehandlung zu verschärfen.

Verschärfte Formen der Schonungsbehandlung. Die Schonungsbehandlung kann auf doppeltem Wege verschärft werden. Einerseits durch weitere Reduktion der Zuckerbildner und Deckung des Calorienbedarfes durch Fett und andererseits durch Kombination der Einschränkung der Zuckerbildner mit Verminderung der Fettzufuhr, also durch gleichzeitige Unterernährung. Wir wollen einige Kostformen anführen, die der verschärften Schonungsbehandlung entsprechen.

1. Schonungsbehandlung mit knapper Eiweißkost (100 g Fleisch, 2 Eier, $^1/_4$ Liter Obers, Luftbrot, Gemüse-Fett wie früher) und strengen Gemüsetagen (ohne Eier) abwechselnd mit eventuellen Hungertagen (W. Falta). Ähnliche, wenn auch etwas eiweißreichere Kostformen, wurden von Naunyn in die Behandlung des Diabetes eingeführt und werden von v. Noorden als halbe Fleischkost bezeichnet.

2. Das Petrensche Verfahren mit ausschließlicher Gemüse-Fettkost.

3. Die eiweißreiche, mehlfreie Magerkost nach v. Noorden (Diabetiker-Banting-Kost). Diese Kost enthält mindestens 130 g Eiweiß, meist in Form

von Fleisch oder fettarmen Käse, Eier, Gemüse, Luftbrot und wenig Fett. Fallweise wird 400 g Obst, manchmal auch mehr gegeben. Beispiel: 250 g Fleisch, 2 Eier, 50 g Käse, Gemüse, 40 g Luftbrot, 25—30 g Fett, evtl. 400 g Äpfel.

4. Die fettarmen protein-fat diets und teilweise auch die test diets von JOSLIN.

5. Die fettfreien Gemüse-Obsttage, die v. NOORDEN zur Einleitung der Schonungsbehandlung empfohlen hat (Frisches Gemüse und 600—1000 g Obst).

Es ist zweifellos, daß diese radikaleren Formen der Schonungsbehandlung noch ausgezeichnetes leisten, wo das früher erwähnte einfache Behandlungsschema uns bereits im Stiche läßt. Die bessere Wirksamkeit dieser Kostformen kann dreifachen Ursprungs sein: 1. die stärkere Beschränkung der Zuckerbildner bildet eine bessere Entlastung des Inselorgans. 2. die Verminderung der Calorienzufuhr wirkt durch Senkung des Gesamtumsatzes und Reduktion der Körpermasse günstig; 3. die Fettbeschränkung kann auf die Gegenregulation günstig wirken. Wir sehen demnach, daß mit zunehmender Beschränkung der Calorienzufuhr, d. h. Einschränkung der Fettzufuhr, neben dem einfachen Schonungsprinzip durch Reduktion der Zuckerbildner, noch andere wirksame Faktoren bei der Behandlung in Anwendung kommen. Wir müssen uns nun klar darüber sein, daß wir um so höhere Anforderungen an den Kranken stellen, je mehr wir uns einem gewissen theoretischen Behandlungsideal nähern. Es ist daher in jedem einzelnen Falle die Frage berechtigt, ob wir uns zu einem radikaleren diätetischen Behandlungsverfahren entschließen sollen, oder ob es nicht besser ist, mit Insulin einzugreifen, um dem Kranken größere diätetische Quälereien zu ersparen. Die Entscheidung wird von den jeweiligen ärztlichen Erfahrungen und von der Einstellung des Arztes zu den Aufgaben seines Berufes abhängig sein. Wir halten es dabei nicht für fehlerhaft, sondern für richtig, in dieser Frage den Wunsch des Kranken, um dessen Haut es ja schließlich geht, mit zu berücksichtigen. Unter den früher angeführten Beispielen wäre es bei Fall 5 und 6 zweifellos möglich gewesen, ohne Insulin mit einer verschärften Diätbehandlung zum Ziel zu kommen. Speziell bei dem etwas fettleibigen Fall 5 hätte sich nach meinen heutigen Erfahrungen ein fettarmes Regime auch ohne Insulin günstig ausgewirkt. Ob wir im einzelnen Fall richtig oder unrichtig vorgegangen sind, entscheidet aber immer der endgültig erreichte Erfolg der Behandlung. Der Fall 5 wurde ausschließlich ambulant behandelt und hat während der ganzen Dauer der Behandlung seinen aufreibenden Beruf ständig, bei bestem Wohlbefinden ausgefüllt. Wir halten es durchaus nicht für fehlerhaft, einen Fall mit Insulin zu behandeln, der noch diätetisch zu beherrschen gewesen wäre. Wir haben niemals einen Schaden, im Sinne einer „Inaktivierung" des Inselorgans, durch eine Insulinbehandlung gesehen. Die früher bereits erwähnten Beobachtungen, die man irrtümlich mit einer solchen Inaktivierung in Zusammenhang gebracht hat, sind nach unserer Meinung lediglich durch eine Aktivierung der Gegenregulation bedingt. Bei richtigem Vorgehen, durch langsamen Abbau des Insulins, durch Zwischenschaltung einer Diätbehandlung und schrittweisen Aufbau der Kost wird man in der Regel diese Aktivierung der Gegenregulation nicht zu befürchten haben.

Die Gegenregulationsbehandlung. Unter der Gegenregulationsbehandlung verstehen wir jene Behandlung, bei der unter Außerachtlassung des Schonungsprinzipes durch reichliche Zufuhr von Zuckerbildnern, besonders von Kohlehydraten, evtl. mit gleichzeitiger Fettbeschränkung, die diabetische Stoffwechselstörung durch eine Dämpfung der Gegenregulation günstig beeinflußt wird. Soweit die augenblicklichen Erfahrungen reichen, scheinen folgende Kostformen dem Gegenregulationsprinzip der Behandlung zu entsprechen:

1. Die Haferkost v. NOORDENs, bestehend aus: 150—200 g (selten 250 g) Hafermehl oder besser Hafergrütze mit gleichen Mengen Butter. Salz wird vermieden, Tee, Kaffee, Alkohol und unter Umständen Salat werden gestattet. Die Hafertage können auch fettärmer gestaltet werden (50—70 g Fett).

2. Die gemischte Mehlfrüchtekost FALTAS in ihren verschiedenen Formen.

a) Suppenkost bestehend aus: 280 g Weißbrotäquivalent auf 7 Suppen verteilt mit 210—220 g Butter, 30 g Luftbrot, klare Suppe, Alkohol.

b) Mehlspeisekost. Kost wie oben, nur teilweise in Form von Brot, Brei-Teig- und Backwaren.

c) Mehlfrüchte-Gemüsekost, bestehend aus: 200 g Weißbrotäquivalent, 600—800 g Gemüse, 30 g Luftbrot, Suppe, Alkohol, 220 g Butter.

d) Mehlfrüchte Gemüse-Rahm-Obstkost. Kost wie bei c) plus $^1/_3$ Liter Rahm und 150 g Obst. Fett etwa 125 g.

3. Die Kostformen von ADLERSBERG und PORGES.

a) Diät bei überernährten Fällen: 100—150 g Eiweiß, möglichst wenig Fett und so viel Kohlehydrate, als ohne stärkere Glykosurie vertragen werden. Der Caloriengehalt unterschreitet den Bedarf. Beispiel: 300 g Fleisch, 200 g Topfen, 3 Eier, 100 g Grahambrot, 20 g Fett, Gemüse. Körpergewicht des Patienten 100 kg.

b) Diät bei normal ernährten Fällen: Der Caloriengehalt deckt den Bedarf, möglichst wenig Fett, so viel Kohlehydrate als ohne stärkere Glykosurie vertragen werden, der Rest des Calorienbedarfes wird in Form von Eiweiß gegeben. Beispiel: 300 g Fleisch, 4 Eier, 250 g Milch, 200—250 g Brot, 30 g Butter. Körpergewicht des Kranken 62,5 kg.

Die mitgeteilten Kostformen geben nur einige Beispiele für Möglichkeiten einer Gegenregulationsbehandlung. Zwischen den für die Mehlfrüchtekuren erwähnten Diätformen und der Diabetiker-Bantingkost von v. NOORDEN, sowie den in ihrer Zusammensetzung ganz analogen Kostformen von ADLERSBERG und PORGES besteht ein prinzipieller und praktisch bedeutsamer Unterschied. Bei den Ersteren ist die gute Wirkung an die Eiweißarmut gebunden, der Fettgehalt kann in großen Grenzen variiert werden (W. FALTA). Bei den Letzteren ist die günstige Wirkung wesentlich an die Fettarmut gebunden. Die alten Mehlfrüchtekostformen ermöglichen demnach eine Gegenregulationsbehandlung bei hoher Calorienzufuhr, sie können bei mageren Diabetikern zur Mästung verwendet werden. Die fettarmen Kostformen werden mit Rücksicht auf die Fettarmut in der Regel entfettend wirken und nur bei starker Belastung mit Zuckerbildnern die Erhaltung des Körperbestandes gewährleisten. Daraus ergibt sich, daß das Anwendungsgebiet der fettarmen Diäten begrenzt ist und sich nur auf die leichten, besonders aber auf die leichten fettsüchtigen Fälle beschränkt. ADLERSBERG und PORGES geben auch zu, daß bei allen schwereren Diabetikern, sowie bei unterernährten Kranken ihr fettarmes Regime nur bei gleichzeitiger Insulinanwendung möglich ist. Der Grund hiefür liegt nach unserer Meinung darin, daß sich bei schwereren Fällen die große Belastung mit Zuckerbildner so ungünstig auf das Inselorgan auswirkt, daß die günstige Wirkung auf die Gegenregulation überhaupt nicht in Erscheinung tritt. Bei den unterernährten Kranken müssen zur Erreichung einer genügenden Calorienzufuhr so enorme Mengen von Zuckerbildnern gegeben werden, daß die Behandlung ausschließlich unter Insulinschutz möglich ist. Nach unseren ganzen bisherigen Ausführungen ist es nicht verwunderlich, daß eine ausschließliche Gegenregulationsbehandlung ohne Anwendung von Insulin nur ein geringes Indikationsgebiet haben kann. Die Hauptdomäne der Gegenregulationsbehandlung mit fettarmer Kost sind die leichten, fettsüchtigen Diabetiker. Bei diesen Fällen weiß man nun sehr lange, daß eine richtig durchgeführte Entfettungskur trotz weitgehender Vernachlässigung des Schonungsprinzipes, sehr häufig auch die diabetische Stoffwechselstörung behebt. Bei normal ernährten oder unterernährten Kranken sind die fettarmen Kostformen nur dann angezeigt, wenn sich im Verlauf der Behandlung Zeichen einer Unverträglichkeit des Fettes, offenbar durch einen gegenregulatorischen Einschlag bedingt, herausstellen. Auf diese Frage kommen wir noch später ausführlich zurück.

Wir bringen nun einige Beispiele über Gegenregulationsbehandlung.

Fall 10. G. W., 59 Jahre, ♀. Eintritt in die Behandlung am 2. 10. 31. Seit Mitte des Jahres wurde Zucker gefunden (7%). Jucken am Unterleib. Seit Jahren erhöhter Blutdruck. In der letzten Zeit immer positiv (3,4%). 14. 10. Nach einer Woche Standardkost 0,99% — 22 g Zucker, kein Aceton. Blutzucker 243 mg-%. RR über 270 mm Hg! Körpergewicht 72 kg. Einleitung der Schonkur mit Eiweißkost und Gemüsetagen. Kost salzarm. 9. 11. Wird nicht zuckerfrei, zuletzt 0,44%, Aceton in Spuren, Blutzucker 236 mg-%. Körpergewicht 71,5 kg. RR 240. 9. 12. Zwischen 0,2 und 0,3% Zucker, Blutzucker 203 mg-%. Körpergewicht 72,1 kg. RR 255—260. Umschaltung auf fettarme Eiweißkost: 300 g Fleisch, 2 Eier, 200 g Topfen. $^1/_4$ Liter Milch, 20 g Fett. 22. 12. 0,11% Zucker bis negativ. Blutzucker 214 mg-%. RR 220. Erhöhung der Kost um 100 g Weißbrotäquivalent. 12. 1. 32. 0,33% Zucker, Blutzucker 238 mg-%. Seit 4 Tagen Durchfälle. Vorübergehend Gemüse weggelassen. 2. 2. Harn zuckerfrei. Blutzucker 178 mg-%. RR 240—260. Körpergewicht 59,5 kg. Steigerung der Mehlfrüchte auf 160 g Weißbrotäquivalent. 24. 3. Zuckerfrei. Blutzucker 146 mg-%. Körpergewicht 68,2 kg. RR 240. Vermehrung der Mehlfrüchte auf 200 g Weißbrotäquivalent. 27. 5. Zuckerfrei. Blutzucker 146 mg-%. Körpergewicht 66,3 kg. 24. 6. Andauernd zuckerfrei. Blutzucker 157 mg-%. Körpergewicht 65,7 kg. RR 200—210 (10 Tage nach 300 ccm Aderlaß). 23. 8. Blutzucker 154 mg-%. Kost: 250 g Fleisch, 2 Eier, 100 g Käse, $^1/_4$ Liter Milch, 200 g Weißbrotäquivalent, 30 g Fett. Ein Tag pro Woche fleischlos. 29. 9. Zuckerfrei. Blutzucker 146 mg-%. Körpergewicht 66 kg. 28. 10. Immer zuckerfrei. Blutzucker 132 mg-%, Steigerung auf 240 g Weißbrotäquivalent. 28. 11. Blutzucker 157 mg-% — RR 250—255. Aderlaß. 2. 1. 33. Immer zuckerfrei. Blutzucker 132 mg-%. Steigerung auf 280 Weißbrotäquivalent. 9. 2. Spur Zucker nach Aufregung. 10. 3. Zuckerfrei. Blutzucker 132 mg-% — RR 220—230. Körpergewicht 67,1 kg. Fühlt sich wohl.

Epikrise. Nach dem Befund bei Standardkost handelt es sich um einen leichteren Fall von Diabetes, kompliziert durch eine beträchtliche Hypertonie. Die typische Schonungsbehandlung mit fettreicher Eiweißkost abwechselnd mit Gemüsetagen führt trotz zweimonatiger Behandlung nicht zur Entzuckerung, der Blutzucker bleibt hoch. Nach Um schaltung auf eine fettarme, eiweißreiche Kost mit viel höherem Zuckerwert wird die Patientin im Verlauf von 14 Tagen zuckerfrei, der Blutzucker sinkt stark ab. Auch der Blutdruck stellt sich in Übereinstimmung mit ADLERSBERG und PORGES tiefer ein. Im Verlauf der nächsten Monate kann die Kost durch Mehlfrüchte aufgebaut werden, ohne daß es zur Zuckerausscheidung kommt, wobei schließlich eine beträchtliche Toleranz für Kohlehydrate auftritt. Das Körpergewicht nimmt im Verlauf von $1^1/_2$ Jahren um 4 kg ab. Bei diesem Fall besteht eine ausgesprochene Überlegenheit des fettarmen Regimes gegenüber der fettreichen gewöhnlichen Schonungsbehandlung, weshalb die fettarme Kost zur Dauerbehandlung verwendet wird.

Fall 11. L. M., 59 Jahre, ♀. Die Vorgeschichte des Falles ist früher unter Fall 7 geschil dert worden. Die Patientin war durch 2 Jahre bei einer fettreichen Kost mit 180 g Weißbrotäquivalent und eingeschalteten Gemüsetagen zuckerfrei gewesen. 16. 3. 32. In der letzten Zeit bei der gleichen Kost um etwa $3^1/_2$ kg zugenommen und meist positiv. Schlechtes Allgemeinbefinden. Geringe Adipositas, Körpergewicht 76,4 kg gegen 73 kg im Jahre 1931. 0,2% — 1,7 g Zucker, Blutzucker 183 mg-%. Es wird ein Hungertag und dann die frühere Kost mit nur 160 g Weißbrotäquivalent verordnet. 25. 3. 0,3% — 4 g Zucker, Blutzucker 194 mg-%. Mit Rücksicht auf das hohe Körpergewicht und die Annahme einer Gegenregulationskomponente wird auf eine fettarme Kost mit höherem Zuckerwert umgeschaltet (200 g Fleisch, 2 Eier, $^1/_4$ Liter Milch, 200 g Weißbrotäquivalent und 30 g Fett). 20. 4. Im Harn nur Spuren von Zucker. Blutzucker 204 mg-%. Körpergewicht 74 kg. Subjektiv besseres Befinden. 12. 5. Zuckerfrei. Blutzucker 134 mg-%. Körpergewicht 73,4 kg. Kost bleibt weiter. 17. 6. Immer zuckerfrei. Blutzucker 146 mg-%. Körpergewicht 71,9 kg. Die Patientin fühlt sich vollkommen wohl.

Epikrise. Die Kranke wurde durch 2 Jahre bei einer fettreichen Ernährung nach Überwindung eines subkomatösen Zustandes zuckerfrei und bei bestem Wohlbefinden gehalten. Nach einer stärkeren Gewichtszunahme kommt es wieder zu Glykosurie und einer Störung des Allgemeinbefindens. Verschärfung der Behandlung durch einen Hungertag und mäßige Reduktion der Kohlehydrate bringt die geringe Glykosurie nicht zum Verschwinden. Erst bei Umschaltung auf eine fettarme und kohlehydratreiche Kost tritt die Entzuckerung ein, der erhöhte Blutzucker sinkt ab, und der Fettansatz wird beseitigt. Hand in Hand damit bessert sich auch das gestörte Allgemeinbefinden. Das fettarme Regime wird mit Rücksicht auf die günstige Wirkung zur Dauerkost.

Fall 13. G. F., 63 Jahre, ♀. Eintritt in die Behandlung am 27. 12. 32. Vor 2 Jahren wurde zum erstenmal Zucker gefunden (6,7%). Durch fettreiche, kohlehydratarme Kost anfangs entzuckert, in letzter Zeit aber wieder positiv. Zuletzt über 2% Zucker. Ausgesprochene Adipositas trotz Abnahme des Körpergewichtes um 16 kg in den letzten 2 Jahren. Da die Patientin vom Land kommt, wird sie zur Entzuckerung ins Spital geschickt. 4. 1. 33. Im Spital bei fettreicher Eiweißkost, abwechselnd mit Gemüsetagen, entzuckert. Das Körpergewicht ist dabei von 102 auf 104 kg angestiegen. Mit Rücksicht auf die Fettsucht wird der Kranken für zu Hause folgende Kost verordnet: 200—250 g Fleisch, 2 Eier, 100 g Käse, $^1/_4$ Liter Milch, 160 g Weißbrotäquivalent und 30—50 g Fett. 8. 3. Harn zuckerfrei. Subjektives Wohlbefinden. 13. 3. Körpergewicht 103 kg. Blutzucker 200 mg-%. Verordnung: Frühere Kost mit 30 g Fett und 200 g Weißbrotäquivalent. 5. 7. Harn zuckerfrei, Blutzucker 150 mg-%, Körpergewicht 101,7 kg. Die Patientin hat bei 160 g Weißbrotäquivalent und 30 g Fett gelebt und sich dabei vollkommen wohl befunden. Bleibt weiter bei der gleichen Kost.

Epikrise. Es handelt sich um einen leichteren Fall von Diabetes mit einer beträchtlichen Fettsucht, der zu Hause bei einem fettreichen und kohlehydratarmen Regime nicht zuckerfrei gehalten werden konnte. Durch fettreiche Eiweißkost abwechselnd mit Gemüsetagen wird in der Anstalt wohl die Entzuckerung erreicht, aber das Körpergewicht steigt dabei in wenigen Tagen um 2 kg an. Die Kranke wird daher auf eine fettarme Kost mit höherem Zuckerwert gesetzt und bleibt dabei zuckerfrei bei subjektivem Wohlbefinden.

Fall 14. K. K., 50 Jahre, ♀. Eintritt in die Behandlung am 9. 9. 31. Seit 2 Jahren Diabetes, bisher ohne systematische Behandlung. 15. 9. Bei Standardkost 0,4% — 5 g Zucker, Blutzucker 260 mg-%. Körpergewicht 70,8 kg, guter Ernährungszustand. Einleitung der typischen Schonungsbehandlung mit Eiweißkost und Gemüsetagen. 19. 10. Zuckerfrei mit geringen Spuren von Aceton, Blutzucker 213 mg-%. Körpergewicht 70,5 kg. Steigerung der Kost bis 100 g Weißbrotäquivalent. 17. 11. 0,6% — 9 g Zucker, Blutzucker 258 mg-%. 21. 12. 0,4% — 6 g Zucker, Blutzucker 236 mg-%, Körpergewicht 69,3 kg. Umschaltung auf fettarme Kost: 300 g Fleisch, 2 Eier, $^1/_4$ Liter Milch, 100 g Käse, 200 g Weißbrotäquivalent und 50 g Fett. 29. 1. 32. 0,3% — 4,5 g Zucker, Blutzucker 220 mg-%. Körpergewicht 68,7 kg. Da die Kranke die fettarme Kost auf die Dauer sehr unangenehm empfindet, wird auf eine fettreichere Ernährung mit geringerem Zuckerwert übergegangen (150 g Fleisch, 2 Eier, $^1/_4$ Liter Milch, 120 g Weißbrotäquivalent und bis zu 150 g Fett. Ein Gemüsetag pro Woche). 27. 5. Harn immer zuckerfrei. Blutzucker 214 mg-%. Körpergewicht 67,7 kg. 23. 9. Zuckerfrei. Körpergewicht 70,9 kg. Subjektives Wohlbefinden.

Epikrise. Es handelt sich um einen leichteren Fall von Diabetes, der bei der einfachen Schonungsbehandlung zuckerfrei wird, aber bei mäßiger Belastung mit Kohlehydraten rasch wieder Zucker ausscheidet. Zwischengeschaltete Gegenregulationsbehandlung mit fettarmer Kost wird von der Patientin sehr unangenehm empfunden. Im Anschluß daran bleibt aber der Harn bei einer fettreicheren Kost mit mittleren Mengen von Kohlehydraten zuckerfrei. Die fettarme Periode hat sich demnach günstig (offenbar durch Dämpfung der erregten Gegenregulation) ausgewirkt. Von der Verordnung einer fettarmen Dauerkost wurde aber Abstand genommen, da die Kranke die Fettarmut sehr unangenehm empfunden hat.

Fall 15. Z. R., 65 Jahre, ♂. Eintritt in die Behandlung am 22. 5. 31. Seit etwa 10 Jahren zuckerkrank. In den letzten Monaten ohne systematische Behandlung bis 4% Zucker bei subjektivem Wohlbefinden. Wurde vom Hausarzt mit Insulin behandelt, wobei der Zucker auf 0,11% abgesunken ist. Von anderer Seite wurde das Insulin wieder weggelassen und eine proteinreiche Magerkost verordnet. Dabei ebenfalls nur Spuren von Zucker (etwa 0,11%), aber starke Abnahme des Körpergewichtes und große Hinfälligkeit. Der Patient gibt an, daß er sich seinerzeit bei einer Zuckerausscheidung von 4% vollkommen wohlbefunden hat und sich erst seit der Verordnung der fettarmen Kost elend fühlt. 5. 6. Bei Standardkost mit 150—180 g Fett Harn zuckerfrei. Blutzucker 143 mg-%, Körpergewicht 84,4 kg. Erhöhung der Kost bis auf 200 g Weißbrotäquivalent. 20. 11. Subjektives Wohlbefinden. 0,5%—10 g Zucker. Eiweißkost, abwechselnd mit Gemüsetagen. 10. 12. Zuckerfrei. Blutzucker 100 mg-%. Körpergewicht 81,4 kg. Belastung bis 120 g Weißbrotäquivalent. 12. 1.32. Zuckerfrei. Blutzucker 118 mg-%. Körpergewicht 81,7 kg. 25. 4. Zuckerfrei. Blutzucker 157 mg-%. Körpergewicht 82,3 kg. Subjektives Wohlbefinden. Mäßiger Ernährungszustand.

Epikrise. Leichterer Fall von Diabetes bei einem älteren Mann. Ohne systematische Behandlung fühlt sich der Patient trotz einer beträchtlichen Glykosurie vollkommen wohl. Unter einem fettarmen Regime sinkt das Körpergewicht stark ab und der Kranke fühlt sich matt und elend. Bei einer fettreicheren Kost mit mittleren Mengen von Kohlehydraten kann der Patient schließlich zuckerfrei gehalten werden, bei subjektiven Wohlbefinden. Das fettarme Regime muß in diesem Fall mit Rücksicht auf die schwere Störung des Allgemeinbefindens, als therapeutischer Mißgriff gewertet werden.

Wir kommen damit zur Besprechung der allgemeinen Indikationen der Schonungs- und Gegenregulationsbehandlung und der Kombination beider Behandlungsprinzipien.

X. Indikation der Schonungs- und Gegenregulationsbehandlung. Kombination beider Behandlungsprinzipien.

Aus den bisherigen Ausführungen geht bereits hervor, daß wir das Schonungsprinzip in den Vordergrund der Behandlung stellen, daneben aber auch die gelegentliche Wirksamkeit des Gegenregulationsprinzipes anerkennen. Wann sollen wir nun das eine und wann das andere Behandlungsprinzip zur Anwendung bringen. Zur Beantwortung dieser Frage müssen wir uns nochmals vor Augen halten, daß durch die Schonungsbehandlung mit kohlehydratarmen und fettreichen Kostformen das Inselorgan entlastet und in seiner Funktion gebessert, gleichzeitig aber die Gegenregulation aktiviert wird. Umgekehrt wird bei der Gegenregulationsbehandlung durch die vermehrte Zufuhr von Zuckerbildnern das Inselorgan überlastet, dafür aber die Gegenregulation gedämpft. Die Schonungsbehandlung wird daher besonders für jene Fälle geeignet sein, bei denen der Defekt des Inselorgans im Vordergrund der Störung steht und eine geringe Bereitschaft zur Gegenregulation besteht (insulärer Typ nach Falta). Die Gegenregulationsbehandlung wird dann besonders indiziert sein, wenn die Stoffwechselstörung weniger durch den Mangel an Insulin, als vielmehr durch eine besondere Aktivität der Gegenregulation bzw. durch eine besondere Bereitschaft zur Gegenregulation bedingt ist (Gegenregulationstyp nach Falta). Unsere Indikationsstellung für die Anwendung des einen oder des anderen Behandlungsprinzipes wäre demnach wesentlich von der exakten Differenzierung der beiden Diabetestypen abhängig. Eine solche strenge Trennung der beiden

Typen ist aber, wie die Erfahrung lehrt, nicht möglich. Wir wissen wohl, daß die jugendlichen, mageren Diabetiker häufig dem insulären Typ entsprechen und daß viele von den hochgradig insulinresistenten Diabetikern fettsüchtig sind. Dies trifft aber durchaus nicht immer zu. Weiters ist es bekannt, daß es alle möglichen Übergänge zwischen den ausgesprochen insulären und den insulinresistenten Typen gibt. Abgesehen von den extremen Typen, die sich durch ihr Verhalten dem Insulin gegenüber verraten, ist es bei den Mischformen unmöglich den jeweiligen insulären bzw. gegenregulatorischen Anteil an der Stoffwechselstörung zu erkennen. Damit sind die Schwierigkeiten aufgezeigt, die sich der Aufstellung von exakten Richtlinien für die Behandlung des Diabetes entgegenstellen. Es wird erst Aufgabe der weiteren Forschung sein, praktisch brauchbare Grundsätze für die Anwendung des einen oder des anderen Behandlungsprinzipes auszuarbeiten. Vorläufig sind wir darauf angewiesen, aus dem Verhalten der Kranken während der Behandlung Schlüsse für unser weiteres Vorgehen zu ziehen. Das theoretische Ideal würden wir dann erreichen, wenn wir gleichzeitig das Inselorgan durch Entlastung in seiner Funktion bessern und die Gegenregulation dämpfen könnten. Nun haben wir aber gesehen, daß sich Schonungsbehandlung und Gegenregulationsbehandlung bis zu einem gewissen Grad ausschließen. Betreiben wir eine Schonungsbehandlung durch stärkere Einschränkung der Zuckerbildner, so aktivieren wir die Gegenregulation, führen wir eine Gegenregulationsbehandlung durch, so müssen wir durch reichliche Zufuhr von Zuckerbildnern das Inselorgan belasten. In gewissem Sinne dürften dieser Idealforderung die früher besprochenen verschärften Formen der Schonungsbehandlung mit Beschränkung der Fettzufuhr gerecht werden. Diese Kostformen sind aber teilweise vom Hunger nicht mehr weit entfernt und können nur als einzelne Schalttage oder als wenige einleitende Tage bei einer Schonungsbehandlung verwendet werden. Abgesehen von den großen Anforderungen an den Kranken, dürften solche strenge Kuren bei den vorwiegend insulären Fällen mit geringer Bereitschaft zur Gegenregulation auch unnötig sein. Mit Rücksicht auf die Entbehrungen, die wir mit diesen radikalen Methoden den Patienten zumuten, wird es folglich besser sein, die beiden Behandlungsprinzipien nicht gleichzeitig, sondern nacheinander zur Anwendung zu bringen. Die abwechselnde Anwendung des Schonungs- und Gegenregulationsprinzipes ist, wenigstens teilweise, in der „Wechselkost" bzw. „Zickzackkost" v. Noordens verwirklicht. Wechselkost bedeutete ursprünglich, daß es in der Regel nicht zweckmäßig ist, dem Diabetiker Tag für Tag die gleiche Nahrung zu geben, sondern besser ist, Schalttage z. B. in Form von eiweiß- und kohlehydratarmen Gemüsetagen oder Hungertagen einzuschieben. Dies galt nicht nur für die Eiweiß-Fettkost mit und ohne Kohlehydratzulagen, sondern besonders auch für die Kohlehydratkuren. Diese Einschiebsel wurden später auch in Form von fettarmen oder fettfreien Obst- bzw. Obst-Reistagen verwendet. Wenn auch die Wechselkost v. Noordens von ganz andern Voraussetzungen, vor allem von der Anwendung des Ein- und Zweinährstoffprinzipes ausgeht, so sehen wir in unserem Sinne, daß bei derselben mitunter Schonungs- und Gegenregulationsbehandlung aufeinander folgen. Ein besonders typisches Beispiel hierfür sind die gemischten Mehlfrüchtekuren Faltas. Die einleitenden Hunger- bzw. strengen Gemüsetage, sowie die regelmäßig jeden 4. Tag eingeschalteten Gemüsetage entsprechen der Schonungsbehandlung, die Mehlfrüchtetage der

Gegenregulationsbehandlung. Die mitunter zauberhafte Wirkung der gemischten Mehlfrüchtekuren bei schweren, abgemagerten Diabetikern verdankt nach unserer Meinung ihren Ursprung der abwechselnden Anwendung der beiden Behandlungsprinzipien. Die gemischte Mehlfrüchtekur FALTAs hat den großen Vorzug, daß sie auch bei unterernährten Diabetikern angewendet werden kann. Wenn Gewichtszunahmen nicht erwünscht sind, wird man die Fettmenge entsprechend vermindern können. Bei überernährten Kranken wird es zweckmäßig sein, an Stelle der Mehlfrüchtekostformen die fettarmen Diäten mit Eiweiß und Kohlehydraten im Sinne der Diabetiker-Bantingkost v. NOORDENs bzw. der Kostformen von ADLERSBERG und PORGES heranzuziehen und im Beginn und während der Behandlung strengere Schontage anzuwenden. Ebenso wird unter Umständen der Wechsel von längeren Perioden einer Gegenregulationsbehandlung mit einer Schonungsbehandlung zu empfehlen sein. Hier werden erst umfangreiche klinische Erfahrungen das beste Vorgehen im einzelnen Falle lehren. Was nun die ausschließliche Anwendung der Gegenregulationsbehandlung mit Ausschluß oder weitgehender Vernachlässigung des Schonungsprinzips anbelangt, so wäre dieselbe theoretisch nur bei den reinen Gegenregulationstypen des Diabetes indiziert. Für diese Fälle wären die fettarmen Kostformen mit möglichst reichlichen Zuckerbildnern, speziell Kohlehydraten, am besten geeignet. Da es gegenwärtig aber durchaus nicht feststehend ist, daß es reine Fälle von Gegenregulationsdiabetes gibt, wäre es vorläufig angezeigt, während jeder Gegenregulationsbehandlung auf alle Fälle strenge Schontage einzuschalten, um den Erfolg der Behandlung zu beschleunigen und zu verbessern. Auch ADLERSBERG und PORGES, die die alte Schonungsbehandlung mit fettreichen und kohlehydratarmen Kostformen ablehnen, berücksichtigen bei der diätetischen Behandlung das Schonungsprinzip wenigstens in einem gewissen Ausmaße, indem sie nur so viele Kohlehydrate gestatten, als „ohne stärkere Glykosurie" vertragen werden. Bei gänzlicher Außerachtlassung des Schonungsprinzips ist nach den bisherigen Erfahrungen eine Ordnung des gestörten Zuckerhaushaltes nicht möglich. Bevor wir nun zur Aufstellung von allgemeinen Richtlinien für unser therapeutisches Verhalten übergehen, wollen wir noch einige Bemerkungen

XI. Über die Ziele der diätetischen Behandlung

machen. Wir erstreben in jedem Falle vollständige und dauernde Aglykosurie, möglichst normale Nüchtern- und Tagesblutzuckerwerte und im weiteren Verlauf eine möglichst hohe Gesamtnahrungstoleranz, weiters die Erreichung oder Erhaltung eines normalen Ernährungs- und Kräftezustandes, sowie eine normale körperliche und geistige Leistungsfähigkeit. Vom wissenschaftlichen Standpunkt wird diejenige Behandlungsmethode am besten sein, die diese Ziele in der kürzesten Zeit und im weitest gehenden Ausmaße erreicht. Dieser theoretischen Idealforderung müssen wir von praktisch ärztlichen Gesichtspunkten aus noch hinzufügen, daß wir uns in jedem einzelnen Fall bemühen müssen, diese Ziele bei einem Mindestmaß von Entbehrungen für den Kranken zu erreichen. In der Praxis nützt es uns nichts, wenn wir, pochend auf die Theorie den Bogen der diätetischen Verordnung überspannen. Der Kranke hält dann die ärztliche Vorschrift nicht ein, oder er wird durch ein zu radikales Verfahren, wenn es theoretisch noch so indiziert ist, von einer weiteren Behandlung zurückschrecken. v. NOORDEN erwähnt in seinem mit ISAAC herausgegebenen Diätverordnungsbuch, daß die Kranken die salz- und fettfreien Salat-Obst-Dampfgemüsetage mit Rücksicht auf die dabei auftretende Harnflußnot auf „SOS"-Tage scherzhaft umgetauft haben. Diese Umbenennung kann auch begreiflicherweise aus anderen Gründen erfolgen und enthält, wie die meisten Scherzworte, einen tieferen Sinn, der in diesem Fall auf die Grenzen der Geduld der Kranken deutlich hinweist.

Wenn wir im folgenden einige Richtlinien für die Durchführung der diätetischen Behandlung aufstellen, so müssen wir von vornherein betonen, daß es sich dabei lediglich um eine subjektive und vorläufige Einstellung zu den besprochenen Problemen handelt. Es liegt uns auch völlig fern, irgendein neues Originalitätswert beanspruchendes Behandlungssystem aufzustellen.

XII. Allgemeine Richtlinien für die diätetische Behandlung.

Abgesehen von den schwersten Fällen, bei denen sofortige Insulinbehandlung indiziert ist, begutachten wir zunächst die Kranken bei Standardkost. Leichtere Fälle, die bei Standardkost etwas 30—50 g Zucker oder weniger im 24-Stundenharn ausscheiden und acetonfrei sind, eignen sich, falls keine Komplikation vorliegt, für eine diätetische Behandlung. Bei den leichtesten Fällen, die bei Standardkost bereits zuckerfrei werden, steigern wir unter ständiger Kontrolle des Nüchternblutzuckers sehr bald die Kohlehydratzufuhr und regulieren das Körpergewicht durch entsprechende Variation der Fettzufuhr. Wir beginnen die Erhöhung der Kohlehydratzufuhr gewöhnlich schon bei Nüchternblutzuckerwerten von 150—160 mg-%, ausnahmsweise auch bei höheren Werten, lassen aber den Nüchternwert in der Regel nicht über die Grenze von etwa 150 bis 160 mg-% ansteigen. Bei den übrigen leichteren Fällen, die bei Standardkost noch nicht zuckerfrei werden, führen wir die einfache Schonungsbehandlung mit Eiweißkost abwechselnd mit Gemüsetagen durch. Dies gilt besonders für die normal- oder unterernährten Kranken. Das Körpergewicht dirigieren wir wieder durch die Fettzufuhr, wobei wir bei den unterernährten Kranken stärkere Gewichtszunahmen anfangs vermeiden und auch leichte Gewichtsabnahmen gern mit in den Kauf nehmen. Die langsam ansteigende Belastung mit Kohlehydraten beginnt wieder bei vollständig zuckerfreiem Harn und Nüchternblutzuckerwerten von etwa 150—160 mg-%. Die Gemüsetage werden immer ohne Kohlehydrate gegeben. Die Belastung mit Kohlehydraten wird unterbrochen, wenn der Blutzucker über die Grenze von 150—160 mg-% ansteigt, um evtl. später wiederaufgenommen zu werden. Wir streben in jedem Falle eine so hohe Kohlehydratzufuhr an, daß der Kranke keinen Mangel in der Ernährung mehr empfindet, wenn möglich geben wir im Verlauf eines Jahres die Kohlehydratzufuhr frei, selbstverständlich bei strengster und dauernder Ausschaltung des Zuckers. Bei der endgültigen Dauerkostverordnung verzichten wir nur selten auf die Einschaltung eines strengen Schontages in Form eines Gemüsetages pro Woche.

Bei überernährten bzw. fettsüchtigen leichten Fällen verordnen wir, evtl. nach einem einleitenden Hungertag, eine Diabetiker-Bantingkost mit etwa 200 g Weißbrotäquivalent im Sinne v. NOORDENs oder eine der analogen Kostformen von ADLERSBERG und PORGES. Läßt die Entzuckerung auf sich warten, dann schalten wir 1—2mal pro Woche einen strengeren Schontag in Form eines

Gemüsetages mit entsprechend reduzierter Fettmenge ein (80—100 g). Ist die gewünschte Gewichtsabnahme eingetreten, der Harn zuckerfrei und der Blutzucker entsprechend niedrig eingestellt, dann kann man nötigenfalls die Kohlehydratzufuhr erhöhen. Bei der Dauerverordnung wird mit Rücksicht auf die ursprüngliche Fettsucht die Fettzufuhr immer niedrig bleiben und 50—80 g kaum übersteigen. Einer besonderen Besprechung bedürfen jene leichten, normal- oder unterernährten Fälle, bei denen nach dem günstigen Befund bei Standardkost eine rasche Entzuckerung bei der einfachen Schonungsbehandlung zu erwarten gewesen wäre und wo die Entzuckerung entgegen der Erwartung nicht eintritt. Bei diesen Fällen ist die Annahme gerechtfertigt, daß eine stärkere Gegenregulationskomponente an der Störung beteiligt ist. Bei solchen Fällen brechen wir die einfache Schonungsbehandlung ab und versuchen eine Gegenregulationsbehandlung. Bei unterernährten Kranken wird man die Gegenregulationsbehandlung am besten in Form einer gemischten Mehlfrüchte-Gemüsekur nach FALTA durchführen. Bei Fällen in normalem Ernährungszustand kann man auch eine der früher erwähnten fettarmen Eiweiß-Kohlehydrat-Kostformen anwenden, wobei die Einschaltung von strengen Schontagen den Erfolg verbessern dürfte. Die Dauer der Gegenregulationsbehandlung wird sich nach dem klinischen Verhalten richten, aber kaum 3—4 Wochen übersteigen. Nach diesem Zeitpunkt wird man neuerlich auf die Schonungsbehandlung übergehen. Dieses Vorgehen ist bei der FALTAschen Mehlfrüchtekur üblich gewesen und braucht hier nicht näher erörtert werden. Fälle, die bei einem solchen Wechselregime immer wieder bei der Gegenregulationsbehandlung besser als bei der Schonungsbehandlung abschneiden, wird man unter Umständen dauernd mit einer fettärmeren Kost behandeln.

Bei schwereren Fällen, die bei Standardkost etwa 80 g Zucker und mehr ausscheiden, evtl. mit Aceton im Harn, kann man wenigstens einleitend eine Insulinbehandlung durchführen. Lehnt der Kranke trotz entsprechender Belehrung das Insulin ab, so kann man eine strengere Diätbehandlung versuchen. Die Art der Behandlung wird sich ganz nach der Lage des Falles richten. Besteht eine stärkere Azidose und ist der Kranke unterernährt, so wird man am besten im Beginn eine Mehlfrüchtekur evtl. mit reduziertem Kohlehydratgehalt anwenden und später versuchen, auf eine strengere Form der Schonungsbehandlung überzugehen. Besteht keine Azidose, so kann eine knappe Eiweißkost, abwechselnd mit strengen Gemüsetagen, versucht werden. Bei normal Ernährten, besonders aber bei fettsüchtigen Fällen, wird das in letzter Zeit von v. NOORDEN geübte Verfahren gute Dienste leisten. Einleitung der Behandlung mit einigen Salat-Obst-Dampfgemüsetagen mit langsamem Aufbau der Kost durch Eiweiß, Kohlehydrate und schließlich Fett. Dabei wird erst festgestellt werden müssen, ob die anfängliche Fettfreiheit der Kost für den Erfolg unerläßlich ist und ob nicht mäßige Fettmengen von 30—50 g, die diese Kur wesentlich erträglicher gestalten würden, ohne Schaden sind. Mit dem Insulin als Reserve wird man heute, besonders bei einer Anstaltsbehandlung, im Notfalle auch strengere diätetische Verfahren riskieren können. Man soll aber den Ehrgeiz, ohne Insulin mit einer ausschließlichen Diätbehandlung durchzukommen, im Interesse des Kranken nicht zu weit treiben. Wir gehen nun zur Besprechung der Insulinbehandlung über.

XIII. Insulinbehandlung.

Für die Anwendung des Insulins, speziell für die optimale Diät während der Insulinbehandlung, sind die folgenden allgemeinen Richtlinien maßgebend. Wir unterscheiden ebenso wie bei der Diätbehandlung zwischen dem Schonungs- und Gegenregulationsprinzip.

Dem *Schonungsprinzip* werden wir dann gerecht, wenn wir durch die Behandlung eine ideale Entlastung des Inselorgans durchführen. Dies erreichen wir, wenn der Harn dauernd zuckerfrei und der Blutzucker nüchtern und während des Tages auf möglichst normalen Werten gehalten wird. Ein besonderer Vorteil der Insulinbehandlung ist nun, daß wir dem Schonungsprinzip bei den verschiedensten Kostformen durch entsprechende Dosierung des Insulins Rechnung tragen können. Diese Möglichkeit bedeutet gegenüber der Diätbehandlung den enormen Fortschritt, daß wir auch bei starker Belastung mit Zuckerbildnern eine ideale Schonung durchführen können. Dabei wurde ursprünglich die Diätverordnung während der Insulinbehandlung von der Vorstellung beherrscht, daß die Größe des Insulinbedarfes einerseits von dem Ausmaß des Inseldefektes (was mit der Schwere des Falles gleichgesetzt wurde) und andererseits von der Menge der Zuckerbildner ausschließlich abhängig sei. Auf diese Weise ist es verständlich, daß PETREN die Insulinbehandlung weiterhin bei seiner Gemüse-Fettkost durchzuführen empfahl. Dieser Vorschlag fand aber keinen Widerhall, da man bei einer gewissen Kohlehydratmenge in der Kost die Azidose besser beherrschen konnte und eine solche Behandlung auch angenehmer für die Kranken war. So kam man schließlich dazu, unter Vermeidung aller Extreme, bei der Insulinbehandlung eine Kost mit mittleren Mengen von Eiweiß, mäßigen Mengen von Kohlehydrat (soviel, als zur Verhütung von Azidose notwendig ist) und genügend Fett zur Deckung des Calorienbedarfes zu geben. Diese Diät entsprach im wesentlichen der Standardkost, deren Kohlehydratgehalt mitunter bis auf 200 g Weißbrotäquivalent vermehrt wurde (W. FALTA). Von der Zufuhr größerer Kohlehydratmengen sah man ab, da man in der Vorstellung lebte, daß jede Vermehrung der Zuckerbildner eine Erhöhung des Insulinbedarfes nach sich ziehen müsse. Die geschilderte Art der Insulinbehandlung hat Ausgezeichnetes geleistet, sie stellte aber doch nicht für alle Fälle das Optimum der Behandlung dar, da das Gegenregulationsprinzip nicht berücksichtigt wurde.

Es bedeutete daher ein Novum, als ADLERSBERG und PORGES speziell für die Insulinbehandlung ihre fettarmen und möglichst kohlehydratreichen Kostformen empfahlen. Diese Autoren gelangten bei unterernährten Kranken zu Kostformen, deren Kohlehydratgehalt den Konsum gesunder Menschen übersteigt und scheuten auch vor der Zufuhr von Zucker nicht zurück (fettarme Kohlehydratmast). Wir haben uns in unseren früheren Ausführungen zu zeigen bemüht, daß das Verfahren von ADLERSBERG und PORGES als Gegenregulationsbehandlung aufzufassen ist und seine günstige Wirkung einer Dämpfung der Gegenregulation verdankt. Nun haben wir gelegentlich der Besprechung der Diätbehandlung gesagt, daß jene Behandlung das theoretische Ideal verkörpern müsse, bei der wir gleichzeitig das Inselorgan schonen und die Gegenregulation dämpfen könnten. Diese Forderung wird bei dem Regime von ADLERSBERG und PORGES erfüllt, wenn wir genügend Insulin zur Unterdrückung der Glykosurie geben. Wir müssen uns daher die Frage vorlegen, ob die fettarmen Kostformen dieser Autoren für die Insulinbehandlung tatsächlich das theoretische Optimum in jedem Falle bedeuten. Dies würde dann zutreffen, wenn wir in jedem Falle eine hyperaktive Gegenregulation zu beruhigen hätten und wenn diese Dämpfung der Gegenregulation nur mit den erwähnten fettarmen Kostformen möglich wäre. Nun haben die bereits ausführlich erwähnten Untersuchungen von FALTA und BOLLER gezeigt, daß bei den insulären Typen des Diabetes eine sehr geringe Bereitschaft zur Gegenregulation besteht. Bei diesen Typen hat also eine Gegenregulationsbehandlung keine Berechtigung, und wir haben gesehen, daß bei derartigen Fällen jede Steigerung der Kohlehydratzufuhr von einer Steigerung des Insulinbedarfes gefolgt ist, während Variation der Fettzufuhr den Insulinbedarf wenig oder gar nicht beeinflußt. Nur bei den insulinresistenten Typen mit hoher Bereitschaft zur Gegenregulation wirkt sich die Gegenregulationsbehandlung günstig aus. Bei diesen Fällen hat Steigerung der Kohlehydratzufuhr oft keinen oder nur sehr geringen Einfluß auf den Insulinbedarf; während Variation der Fettzufuhr denselben deutlich vermindert oder steigert. Die Gegenregulationsbehandlung kann demnach nur für die insulinresistenten Diabetestypen empfohlen werden, während sie bei den insulären Typen durch unnötige Steigerung des Insulinbedarfes unzweckmäßig sein wird. Nach unseren früheren Ausführungen ist es auch weiters durchaus fraglich, ob wir zur Erzielung eines genügenden Gegenregulationseffektes in jedem Falle eine stärkere Fettbeschränkung brauchen und ob wir nicht mit einem gewissen Ausmaß von Kohlehydraten in der Kost und mäßiger Verminderung der Fettzufuhr praktisch unser Auslangen finden. Die stärkere Fettarmut der Kost hat zwei wesentliche Nachteile; einerseits wird die andauernd fettarme Ernährung von den meisten Kranken bald angenehm empfunden und andererseits bedeutet auch die abundante Kohlehydratzufuhr bei den unterernährten Fällen, die zur Erzielung eines Calorienüberschusses nötig ist, eine gewisse Belästigung. *Nun stehen wir aber auf dem Standpunkt, daß wir bei der Insulinbehandlung, die dem Kranken zwei- oder dreimal am Tage eine Injektion zumutet, demselben jede nicht absolut unerläßliche weitere Quälerei ersparen sollen.* Dieser letzteren Forderung messen wir die größte Bedeutung für unsere praktische Einstellung bei der Durchführung der Insulinbehandlung bei.

Nach unseren Erfahrungen halten wir auch bei der Insulinbehandlung an dem Schonungsprinzip fest und versuchen immer dauernde Aglykosurie und möglichst normale Blutzuckerwerte zu erreichen und zu erhalten. Um die Schonung möglichst ideal zu gestalten, verwenden wir wenigstens im Beginn der Behandlung fast regelmäßig drei, in ganz seltenen Fällen auch vier Injektionen. Was nun die Beurteilung der Blutzuckerwerte während der Insulinbehandlung anbelangt, so ist folgendes zu sagen. Unter Tags und im Beginn der Nacht wird der Blutzucker vor allem von dem injizierten Insulin und nebenbei auch von der Kost beherrscht. Bei zuckerfreiem Harn liegen die Blutzuckerwerte gewöhnlich unter 200 mg-% und sollen nicht nennenswert den Wert von 100 mg-% unterschreiten. Wenn man bedenkt, daß beim Gesunden nach kohlehydratreichen Mahlzeiten Blutzuckerwerte von 150—160 mg-% und mehr erreicht werden, so wird man sich beim Diabetiker mit der Einstellung des Blutzuckers unter 200 mg-% begnügen können. Die Nüchternblutzuckerwerte während der Insulinbehandlung müssen gesondert betrachtet werden. Sie sind in der Regel höher als die Tageswerte, was zunächst damit zusammenhängt, daß am Morgen die Wirkung der

Abendinjektion bereits abgeklungen ist. Dazu kommt noch, daß durch die Insulinzufuhr an sich die Gegenregulation in gewissem Ausmaß aktiviert wird. In nüchternem Zustand steht also der Organismus ohne exogene Insulinhilfe einer aktivierten Gegenregulation gegenüber. Auf diese Weise erklärt es sich, daß die Nüchternwerte während einer Insulinbehandlung fast immer am höchsten sind, es erklärt sich aber auch weiters der auffallende Befund, daß mitunter der Nüchternblutzucker im Beginn der Insulinbehandlung gegenüber den Werten bei Standardkost ansteigt. Auf die gleiche Ursache dürfte auch die Beobachtung zurückzuführen sein, daß mitunter nach dem Weglassen des Insulins die Nüchternwerte des Blutzuckers sich tiefer einstellen. Daß dieses Verhalten bei den insulinresistenten Typen ausgesprochener als bei den insulären Typen ist, erscheint nach unseren bisherigen Ausführungen selbstverständlich.

Der Nüchternblutzucker hat also während der Insulinbehandlung eine besondere Bedeutung, weil er uns über das Verhalten der endogenen Blutzuckerregulation unterrichtet. Nüchternwerte unter 200 mg-% sind ein sehr gutes Zeichen und weisen darauf hin, daß der Organismus mit Hilfe seines eigenen Insulins den Zuckerstoffwechsel wenigstens teilweise wieder beherrscht.

Neben dem Schonungsprinzip berücksichtigen wir während der Insulinbehandlung in jedem Falle bis zu einem gewissen Grad das *Gegenregulationsprinzip*, und zwar dadurch, daß wir den Kohlehydratgehalt der Kost relativ hoch ansetzen (gewöhnlich nicht unter 200 g Weißbrotäquivalent). Zu einer ausgesprochenen Gegenregulationsbehandlung gehen wir erst dann über, wenn sich im Verlauf der Behandlung der Fall als dem insulinresistenten Typus angehörig erweist. Bei derartigen Fällen erhöhen wir dann den Kohlehydratgehalt der Kost und vermindern evtl. die Fettzufuhr. Bei fettsüchtigen Kranken wird bei der früher beschriebenen Kost von vorneherein das Fett stark beschränkt und unter Umständen die Eiweißmenge höher bemessen. Die Durchführung einer Insulinbehandlung gestaltet sich demnach bei Fällen in normalem Ernährungszustand bzw. bei unterernährten Kranken folgendermaßen:

Der Kranke erhält eine Kost mit 150—200 g Fleisch, 2—3 Eiern, $^1/_4$ Liter Milch, 600—800 g Gemüse, bis 150 g Fett und 200 g Weißbrotäquivalent. Das Insulin wird auf 3 Injektionen verteilt. Die Frühinjektion wird etwa 1 Stunde vor dem Frühstück (um den Körper vor der ersten Nahrungsaufnahme wieder unter Insulinwirkung zu setzen), die Mittags- und Abendinjektion unmittelbar vor dem Essen gegeben. Die Insulindosis richtet sich nach der Schwere des Falles und beträgt 3mal 10 bis 3mal 20 E. Es ist wichtig, dem Kranken die Verteilung der Kohlehydrate auf die einzelnen Mahlzeiten vorzuschreiben, wobei Sonderwünsche berücksichtigt werden können. Wir empfehlen folgende Verteilung: Früh 40 g, vormittags 20 g, mittags 60 g, Jause 20 g, abends 60 g Weißbrotäquivalent. Die Eiweißsubstanzen werden auf den Vormittag, Mittag und Abend verteilt. Tritt bei dieser Dosierung die Entzuckerung nicht auf, so steigern wir allmählich die Insulinzufuhr auf 90—120 E am Tag. Durch dreimalige qualitative Untersuchung des Harns unterrichten wir uns, in welchen Teilportionen noch Zucker ausgeschieden wird und können oft durch einfache Umstellung der Einzeldosis die Entzuckerung herbeiführen. Häufig kommen wir so zu einer Insulinverteilung, mit der höchsten Dosis am Morgen, der kleinsten Dosis mittags und einer zwischen den beiden liegenden Dosis abends. Ist die Entzuckerung eingetreten, so haben wir die Wahl, ob wir die Kohlehydrate in der Kost steigern oder das Insulin reduzieren wollen. Nachdem eine gewisse Einstellung des Insulinbedarfes bei dieser Insulinnormalkost eingetreten ist, erhöhen wir gewöhnlich die Kohlehydrate auf 280—320 g Weißbrotäquivalente. Das Verhalten des Kranken auf diese Steigerung der Zuckerbildner gestattet uns einen gewissen Rückschluß auf den Diabetestyp im einzelnen Fall. Wird die Steigerung der Kohlehydratzufuhr von einer anhaltenden, stärkeren Glykosurie gefolgt, dann liegt eine vorwiegend insuläre Störung vor (vgl. die früher erwähnten Untersuchungen von Falta und Boller). In diesem Fall gehen wir wieder auf die Normal-Insulinkost zurück. Der Fettgehalt wird im weiteren Verlauf vom Hunger des Kranken und nach dem Verhalten des Körpergewichtes reguliert. Ist eine Dauerinsulinbehandlung nötig, dann wird diese Diät zur Dauerkost. Nur in seltenen Fällen, wenn wir gezwungen sind, mit dem Insulin zu sparen, wird der Kohlehydratgehalt auf 120 g Weißbrotäquivalent vermindert. Bei solchen insulären Typen, die wir besonders häufig unter jugendlichen Diabetikern antreffen, hat die von Adlersberg und Porges empfohlene Fettbeschränkung keine Berechtigung und ebensowenig ist eine zu reichliche Zufuhr von Zuckerbildnern zweckmäßig, da sie den Insulinbedarf in die Höhe treibt. Selbstverständlich wird man manchmal auch insuläre Fälle, z. B. bei gleichzeitiger Tuberkulose, mit reichlich Kohlehydraten ernähren und den höheren Insulinbedarf dann gerne in den Kauf nehmen.

Ganz anders liegen die Verhältnisse bei den insulinresistenten Diabetestypen. Diese Fälle verraten sich schon im Beginn der Insulinbehandlung dadurch, daß auffallend hohe Insulinmengen zur Entzuckerung nötig sind bzw. daß trotz hoher Dosen von Insulin die Entzuckerung nicht eintritt (niedriges Glucoseäquivalent). Bei den ausgesprochenen Fällen dieser Art bewirkt Steigerung der Kohlehydratzufuhr keine oder nur eine vorübergehende Erhöhung des Insulinbedarfes, Reduktion des Fettes vermindert den Insulinbedarf. Wieweit man im einzelnen Fall die Verminderung des Fettes und die Vermehrung der Kohlehydrate treiben soll, hängt ganz von dem klinischen Verhalten ab. Es gibt zweifellos Kranke, bei denen im Sinne von Adlersberg und Porges die dauernde Ernährung mit fettarmen und kohlehydratreichen Kostformen am zweckmäßigsten ist. Wenn möglich, bemühen wir uns aber, die Fettmenge nicht unter 80 g zu reduzieren, entsprechend dem Grundsatz, während der Insulinbehandlung die Entbehrungen für den Kranken auf ein Minimum zu beschränken. Eine Ausnahme bilden nur die fettsüchtigen Diabetiker, bei denen wir schon im Beginn der Insulinbehandlung die Fettmenge mit etwa 30 g niedrig bemessen.

Wir haben in den bisherigen Ausführungen wiederholt von dem insulinresistenten Diabetestyp gesprochen und haben dabei stillschweigend angenommen, daß bei diesen Fällen durch eine hyperaktive Gegenregulation (in der Leber) der Vorgang der Zuckermobilisierung in der Leber gegenüber den insulären Typen gesteigert ist und durch Insulinzufuhr nicht so gut wie bei den insulären Fällen beherrscht wird. Hasenöhrl und ich haben diese Form der Insulinresistenz als „hepatogene Insulinresistenz“ bezeichnet. Wir wollten mit diesem Ausdruck andeuten, daß wir den Sitz der Störung in die Leber verlegen. Im Insulinversuch sind diese Fälle durch einen geringen Abfall des capillaren Blutzuckers bei deutlicher Zunahme der capillar-venösen Spannungen gekennzeichnet. Klinisch ist ein niedriges Glucoseäquivalent und eine hohe

Insulintoleranz (geringe Neigung zu hypoglykämischen Anfällen) charakteristisch. Es gibt aber noch eine andere Form der Insulinresistenz, die HASENÖHRL und ich nach dem vermutlichen Sitz der Störung als „periphere Insulinresistenz" abgegrenzt haben. Diese Form zeigt im Insulinversuch einen prompten Abfall des capillaren Blutzuckers bei geringen oder fehlenden capillarvenösen Spannungen. Klinisch zeichnen sich diese Fälle durch eine Neigung zu hypoglykämischen Anfällen bei stark zuckerhaltigem 24-Stundenharn aus. Wir haben angenommen, daß bei derartigen Fällen das Insulin wohl durch eine Drosselung der Zuckerabgabe in der Leber wirkt, daß aber die sonst durch Insulin bewirkte Steigerung der Zuckeraufnahme im Gewebe durch einen gegenregulatorischen Vorgang (Gewebegegenregulation) verhindert wird.

Unsere ganzen Ausführungen über die Gegenregulationsbehandlung haben sich nur auf den Typus der hepatogenen Resistenz bezogen und dürfen nicht ohne weiteres auf die periphere Resistenz übertragen werden. Im Gegenteil bestehen gewisse Anhaltspunkte dafür, daß für die letzteren Typen fettreiche und kohlehydratarme Kostformen für die Behandlung besser geeignet sind. Auch wäre für diese Typen zur Steigerung der Zuckeraufnahme in der Peripherie dosierte Muskelarbeit anzuraten. Mit diesem Exkurs auf ein heute noch wenig durchforschtes Gebiet wollten wir nur die Schwierigkeiten andeuten, die sich einer einheitlichen und schematisierten Behandlung des Diabetes entgegenstellen.

Schließlich ist es nicht ohne Interesse, die Kranken selbst zu Wort kommen zu lassen. Es gibt heute bereits eine große Zahl von intelligenten Dauerinsulinpatienten, die entsprechend ärztlich geschult, reichlich Gelegenheit haben, am eigenen Körper Erfahrungen zu sammeln. Die Mehrzahl dieser Fälle gelangt schließlich zu einer Kost mit mittleren Mengen von Eiweiß, etwa 200—300 g Weißbrotäquivalent und 80—120 g Fett. Die vorwiegend insulären Typen haben bald heraus, daß sie bei einer an Kohlehydraten knappen Kost mit mehr Fett, weniger Insulin zur Erhaltung der Zuckerfreiheit brauchen. Viele Kranke lernen auch bei besonderen Anlässen einmal eine normale zuckerhaltige Mahlzeit mit einer entsprechend höheren Insulinmenge so zu versorgen, daß keine Glykosurie auftritt. Dies führt uns zur Besprechung der Frage, ob man nicht entsprechend dem Vorschlag von STOLTE beim kindlichen Diabetes auch bei Erwachsenen die Diät ganz freigeben soll. Dieser Vorschlag erfüllt jedenfalls die eine von uns erhobene Forderung, daß wir die Entbehrungen für den Kranken während der Insulinbehandlung auf ein äußerstes Mindestmaß beschränken müssen. Ich kann auf Grund einer Erfahrung von 9 Jahren sagen, daß es möglich ist, bei vollkommen freigewählter zuckerhaltiger Kost einen schweren Fall von Diabetes beim Erwachsenen nicht nur am Leben, sondern bei voller geistiger und körperlicher Leistungsfähigkeit zu erhalten[1]. Eine solche Behandlung hat aber schwerwiegende Nachteile. Bei einer quantitativ nicht geregelten Zufuhr von Zuckerbildnern wird es auch einem sehr erfahrenen Kranken nicht möglich sein, jedesmal die zur Verhütung von Glykosurie und starker Hyperglykämie nötige Insulindosis genau zu erraten. Einmal wird die Dosis zu hoch, ein andermal zu niedrig bemessen sein. Die Folge davon ist ein ständiges Schwanken zwischen Glykosurie und hypoglykämischen Anfällen. Abgesehen

[1] DEPISCH, F.: Vgl. Med. Klin. **1933**, Nr 26.

von den Gefahren gehäufter hypoglykämischer Anfälle wird sich auf die Dauer auch die Nichtberücksichtigung des Schonungsprinzipes durch eine ständige Progression des Inseldefektes ungünstig auswirken.

Wir müssen daher beim Erwachsenen von einer freigewählten Kost solange absolut abraten, als wir noch irgendeine Hoffnung auf eine nennenswerte Besserung der Inselfunktion haben. Wenn wir bei längerer Beobachtung zur Überzeugung gekommen sind, daß eine Besserung der Inselfunktion nicht mehr möglich ist, die ein teilweises oder vollständiges Weglassen des Insulins gestattet, dann kann man unter Umständen die diätetischen Vorschriften lockern. In der Regel wird dies aber vom Dauerinsulinpatienten selbst besorgt, der auf Grund seiner eigenen großen Erfahrung meist von selbst eine zweckmäßige Einstellung vornimmt. Dabei werden die Zuckerbildner mit der Zeit nicht mehr gewogen, sondern bezüglich der Menge geschätzt und die Art der Ernährung wird weitgehend den persönlichen Bedürfnissen sowie dem zur Verfügung stehenden Insulinquantum angepaßt, wie wir dies früher bereits erwähnt haben. Diese Kranken lernen auch durch die Erfahrung, daß sie bei einer wenn auch nur schätzungsweisen quantitativen Begrenzung der Zuckerbildner am besten daran sind, daß sie dann den Harn praktisch zuckerfrei halten und öftere hypoglykämische Anfälle vermeiden können. Nur bei Fällen mit chronischen Magen-Darmstörungen oder Gallenleiden mit schlechtem und wechselndem Appetit wird man auch beim Erwachsenen mitunter eine vollständig freigewählte zuckerhaltige Kost geben. Bei diesen Fällen wird man aber durch mehrmalige Harnkontrolle am Tage und möglichst gewissenhafte Schätzung der jeweiligen Insulindosis bemüht sein, die Nachteile dieses Vorgehens auf ein Minimum zu reduzieren.

Wenn wir demnach eine vollkommen frei gewählte Ernährung beim Erwachsenen aus den angegebenen Gründen in der Regel nicht empfehlen können, so bleibt noch die Frage einer zuckerhaltigen aber quantitativ begrenzten Kost offen. Gegen eine genau bemessene Zufuhr von Zucker besteht nur das eine Bedenken, daß infolge der raschen Resorption des Zuckers die Verhütung von Hyperglykämie und Glykosurie schwieriger sein wird als bei Zufuhr von stärkehaltigen Nahrungsmitteln. Eine endgültige Entscheidung in diesen Fragen kann aber heute mit Rücksicht auf die relativ kurze Erfahrung über Insulinbehandlung nicht getroffen werden. Das letzte Wort werden hier erst über Jahrzehnte sich erstreckende, umfangreiche Statistiken sprechen, die uns über das weitere Schicksal der verschieden behandelten Kranken unterrichten.

Wir wollen nun zur Erläuterung des Gesagten einige ausgewählte Beispiele von Insulinbehandlung mitteilen.

Fall 15. Th. R., 69 Jahre, ♂. Eintritt in die Behandlung am 18. 2. 32. Seit einem halben Jahr diabetische Erscheinungen. Zu Hause bei einer Eiweiß-Fettkost mit wenig Mehlfrüchten 4,8%. Bei Standardkost 6,38 %— etwa 190 g, kein Aceton, Körpergewicht 60,5 kg. Der Patient hat etwa 5 kg an Gewicht verloren und ist unterernährt. Einstellung auf 3mal 20 E Insulin bei Standardkost mit 160 g Weißbrotäquivalent. 3. 3. zuckerfrei, subjektives Wohlbefinden. Körpergewicht 63,4 kg. Die Kost wird um 40 g Weißbrotäquivalent vermehrt und die Mittagsinjektion auf 10 E abgebaut. 14. 3. Mehrmals leichte hypoglykämische Anfälle. Immer zuckerfrei. Körpergewicht 63,2 kg. Der Patient reicht mit 200 g Weißbrotäquivalent vollkommen aus, daher wird die Dosis bei gleicher Kost zunächst auf 3mal 10 E vermindert und dann die Mittagsinjektion weggelassen. 5. 4. Andauernd zuckerfrei bei 2mal 10 E. Körpergewicht 64 kg. Vollkommenes Wohlbefinden.

Epikrise. Akut einsetzender Diabetes bei einem älteren Mann mit hoher Zuckerausscheidung bei Standardkost. Prompte Entzuckerung bei mittleren Insulindosen. Trotz Erhöhung der Mehlfrüchte kann die Insulindosis rasch auf ein Drittel abgebaut werden.

Fall 16. B. S., 49 Jahre, ♀. Eintritt in die Behandlung am 19. 10. 32. Seit April 1930 Diabetes festgestellt. Beginn mit 8% bei gemischter Kost unter Diätbehandlung von anderer Seite immer 4—5% Zucker. Von November 1931 bis August 1932 2mal 12 E Insulin bei einer Art Standardkost. Nie zuckerfrei. Bei Standardkost ohne Insulin am 8. 11. 6,38% — 191 g Zucker, Aceton vermehrt, Blutzucker 328 mg-%. Körpergewicht 49,7 kg (etwa 10 kg abgenommen). Einstellung auf 3mal 16 E Insulin bei Standardkost mit 200 g Weißbrotäquivalent und 120—150 g Fett. 21. 11. 2,4% — 60 g, kein Aceton. Körpergewicht 52 kg. Bleibt bei gleicher Kost und gleicher Insulinmenge. 30 11. Zunächst noch 0,66% — 13 g Zucker, später zuckerfrei. Körpergewicht 52,5 kg. Steigerung der Kost auf 280 g Weißbrotäquivalent. 3. 1. 33. Zuckerfrei. Erhöhung der Kost auf 320—400 g Weißbrotäquivalent. 9. 3. Zuckerfrei. Körpergewicht 54 kg. Wegen leichter hypoglykämischer Erscheinungen wurde das Insulin auf 36 E (14, 10, 12 E) vermindert.

Epikrise. Schwerer Diabetes mit ungenügender Vorbehandlung durch 2 Jahre. Unter Insulinbehandlung tritt im Verlauf von 3 Wochen die Entzuckerung ein, das Körpergewicht steigt rasch an. Die beträchtliche Erhöhung der Mehlfrüchte in der Kost wird nicht nur ohne Steigerung des Insulinbedarfes vertragen, sondern führt zum Auftreten von hypoglykämischen Erscheinungen, was für das Vorhandensein einer Gegenregulationskomponente spricht.

Fall 17. I. I., 48 Jahre, ♂. Eintritt in die Behandlung am 24. 2. 32. Seit September 1931 nach einem großen Schreck vermehrter Durst, große Harnmengen und Gewichtsabnahme. 29. 2. Bei Standardkost 6,49% — 162 g, kein Aceton, Blutzucker 257 mg-%. Wird zur Einstellung auf Insulin ins Krankenhaus geschickt. Entlassung bei Einstellung auf Standardkost und 105 E Insulin. Der leicht erregbare Kranke war im Spital sehr nervös und drängte auf Entlassung. 18. 5. Zu Hause bei 3mal 30 E zuckerfrei. Das Körpergewicht ist von 47 auf 53 kg angestiegen. Die Mehlfrüchtemenge wird auf 200 g Weißbrotäquivalent vermehrt, das Fett auf 80—120 g vermindert und der Abbau des Insulins vorgeschrieben. 16. 8. Bei 3mal 15 E zuckerfrei. Blutzucker 214 mg-%. Körpergewicht 55,5 kg. Erhöhung der Kost auf 240 g Weißbrotäquivalent. 21. 11. Immer zuckerfrei. Blutzucker 203 mg-%. Körpergewicht 53,9 kg. Weitere Erhöhung der Mehlfrüchte auf 280 g Weißbrotäquivalent. 24. 2. 33. Immer zuckerfrei bei 3mal 15 E. Blutzucker 200 mg-%. Körpergewicht 53,9 kg, vollkommenes Wohlbefinden.

Epikrise. Schwerer Fall von Diabetes mit hohem Insulinbedarf bei Standardkost. Zu Hause kann das Insulin von 105 auf 90 E abgebaut werden. Nach Erhöhung der Mehlfrüchte und Reduktion des Fettes ist ein weiterer Abbau des Insulins auf 45 E möglich. Der hohe Insulinbedarf im Spital dürfte mit der nervösen Erregung des Kranken im Zusammenhang stehen. Die starke Verminderung desselben zu Hause kann mit dem Nachlassen dieser Erregung und mit der Änderung der Kost erklärt werden. Selbstverständlich auch mit einer durch die Behandlung bewirkten Besserung der Inselfunktion.

Fall 18. N. H., 18 Jahre, ♀. Eintritt in die Behandlung am 16. 10. 31. Seit kurzer Zeit vermehrter Durst, große Harnmengen, Gewichtsabnahme um 8 kg. Bei gemischter Kost 7% — 245 g Zucker und reichlich Aceton. Körpergewicht 60,8 kg. Wird zur Einstellung auf Insulin in das Spital geschickt. Entlassung bei 12—10—10 E und Standardkost mit sehr viel Fett (bis 200 g). Harn zuckerfrei. Körpergewicht 69,6 kg. 28. 4. 32. Tagesblutzuckerkurve: Nüchtern 164 mg-%, 13 Uhr 132 mg-%, 18 Uhr 114 mg-%. Immer zuckerfrei. Erhöhung der Mehlfrüchte von 120 auf 200 g Weißbrotäquivalent und Reduktion des Fettes auf 120—150 g. 23. 5. In den Vormittagsstunden wird jetzt Zucker ausgeschieden. Steigerung der Insulindosis auf 14—12—14 E. 1. 4. Harn mehrmals positiv und zwischendurch leichte hypoglykämische Anfälle. 25. 6. Harn in Teilportionen immer wieder positiv. Körpergewicht auf 68,4 kg abgesunken. Erhöhung der Dosis auf 20—12—16 E. 13. 7. In der letzten Zeit bei 14—12—14 E meist negativ. Körpergewicht 68,8 kg. 29. 8. Wieder positiv. Das Insulin auf 16—12—14 erhöht, die Mehlfrüchte von 200 g auf 280 g. 5. 10. Harn positiv. Körpergewicht 68,9 kg. Mehlfrüchte auf 200 kg Weißbrotäquivalent reduziert, Insulin 3mal 20 E. 23. 1. 33. Zeitweise positiv. Bei Steigerung auf 3mal 30 E rasch zuckerfrei. 16. 3. Jetzt bei 3mal 20 E dauernd zuckerfrei. Körpergewicht 68,4 kg.

Epikrise. Typischer Fall von schwerem Diabetes bei einem jungen Mädchen mit plötzlichem Beginn. Die Kranke wird in der Anstalt bei fettreicher Standardkost entzuckert und bleibt durch mehrere Monate bei kleiner Insulindosis (32 E) vollständig zuckerfrei, bei günstiger Tagesblutzuckerkurve. Erhöhung der Mehlfrüchte und Reduktion des Fettes führt zum Auftreten von Glykosurie, die nur durch Steigerung der Insulindosis bekämpft werden kann. Eine weitere Erhöhung der Mehlfrüchte hat eine vorübergehende Steigerung der Insulinmenge auf 90 E zur Folge. Die endgültige Einstellung gelingt erst bei 60 E Insulin und 200 g Weißbrotäquivalent. Es handelt sich demnach um einen typischen insulären Fall, der bei fettreicher, an Mehlfrüchten knapper Kost, am rationellsten zu behandeln wäre. Um größere Entbehrungen auf die Dauer zu vermeiden, wurde die endgültige Einstellung bei kohlehydratreicher Ernährung mit einer höheren Insulinmenge durchgeführt.

Fall 19. I. H., 19 Jahre, ♂. Eintritt in die Behandlung am 29. 2. 31. Ich wurde zu dem Patienten wegen eines subkomatösen Zustandes, der im Anschluß an eine Angina mit nachfolgender Pleuropneumonie des linken Unterlappens aufgetreten war, vom Hausarzt zum Konsilium gerufen. Der Kranke bot das typische Bild des schweren, hochgradig abgemagerten Diabetikers. Körpergewicht etwa 46 kg. Die Anamnese ergab folgendes: Beginn des Diabetes 1926 mit typischen Erscheinungen. Unter Diätbehandlung zunächst zuckerfrei. Dann wieder Auftreten von Glykosurie. Vom 9. 2. bis 7. 4. 28 wurde der Patient an einer Klinik behandelt. Bei Probediät damals 30—40 g Zucker, kein Aceton. Körpergewicht 44—45 kg. Einstellung auf Insulin bei dieser Kost mit Vermehrung der Fettmenge von 100 auf 250 g. Dabei Anstieg des Körpergewichtes von 45—46 kg auf 48,4 kg. Insulinbedarf im Beginn 30, am Schluß der Periode 20 E. Bei Umschaltung auf eine äquicalorische Kohlehydratmastkost mit nur 50 g Fett weiterer Anstieg des Körpergewichtes auf 52,7 kg. Insulinbedarf im Beginn 90 E, am Schluß der Periode 45 E. Der Kranke wurde nach der Entlassung jeden Monat ambulant in der Klinik beraten. Die endgültige Einstellung wurde bei einer Injektion von 26—30 E Insulin und 200 g Fleisch, 3 Eier, $^1/_8$ Liter Milch, 250 g Weißbrotäquivalent und 70 g Fett durchgeführt. Bei diesem Regime war der Patient wohl zuckerfrei, hatte aber ständig Hunger und war beträchtlich unterernährt. Körpergewicht am 11. 9. 30 52,5 kg bei einer Größe von 168 cm. Alle Bitten bei der ambulanten Kontrolle um Erhöhung der Kost waren vergeblich, so daß sich der Kranke, der wegen seiner Schwächlichkeit von seinen Kollegen in der Mittelschule gehänselt wurde, mit Selbstmordgedanken trug. Soweit die Vorgeschichte des Falles. Der subkomatöse Zustand wurde bei einer fettfreien Mehlfrüchtekost mit 200 g Weißbrotäquivalent und $^1/_2$ Liter Milch und hohen Dosen Insulin rasch behoben. Die weitere Einstellung folgte bei einer Kost mit 200 g Fleisch, 2 Eier, $^1/_2$ Liter Milch, 200 g Weißbrotäquivalent, 120—160 g Fett (je nach Hunger) und 3mal 30 E Insulin. Bei diesem Regime war der Patient endlich gesättigt und blühte auf. Körpergewicht am 16. 4. 31 49,7 kg, am 30. 4. bereits 55,3 kg, am 3. 6. 62,2 kg. Der Harn ist ständig zuckerfrei. 18. 8. Das Insulin konnte auf 54 E abgebaut werden. Matura gut bestanden. Körpergewicht 62,7 kg. Beginn eines systematischen Muskeltrainings. 7. 10. Körpergewicht 64,8 kg. Immer zuckerfrei. Vollkommenes Wohlbefinden. Tritt einer schlagenden Studentenverbindung bei. 18. 1. 32 Körpergewicht 65,7 kg. 24. 3. Immer zuckerfrei. Blutzucker nüchtern 164 mg-%. 8. 10. Körpergewicht 67,5 kg. Kräftige athletische Muskulatur. Kost in der letzten Zeit wie früher etwa 120 g Fett. 16. 2. 33. Ständig zuckerfrei. Blühendes Aussehen. Körpergewicht 68,5 kg bei sehr spärlichem, dem Alter entsprechenden, geringen Panniculus adiposus.

Epikrise. Es handelt sich um einen jugendlichen Fall von Diabetes, der von anderer Seite durch 3 Jahre bei einer Insulininjektion und einer fettarmen, untercalorischen Kost wohl zuckerfrei, aber in sehr dürftigem Ernährungszustand gehalten wurde. Nach Überwindung eines durch eine Pleuropneumonie ausgelösten, subkomatösen Zustandes, wird der Kranke mit 3 Insulininjektionen auf eine calorisch ausreichende, fettreichere Ernährung eingestellt und entwickelt sich nun in normaler Weise. Das Körpergewicht steigt im Verlauf von 2 Jahren um 16 kg an, wobei durch ein systematisches Training die Entwicklung einer athletischen Muskulatur erzielt wird. Die jahrelang durchgeführte Behandlung mit einer untercalorischen, fettarmen Kost muß hier auf das schwerste verurteilt werden, da sie die normale Entwicklung verhindert und den Kranken zu einem Selbstmordkandidaten gemacht hat.

XIV. Über das Coma diabeticum.

Wir können die Frage der Insulinbehandlung nicht abschließen, ohne einige Worte über das Coma diabeticum zu sagen. Ursprünglich nahm man an, daß es sich beim Coma diabeticum um einen völligen Zusammenbruch des Inselorgans handelt. Mit einer ausschließlichen Insuffizienz des Inselorgans sind aber heute eine Reihe von Tatsachen nicht mehr in Einklang zu bringen. So hat

L. POLLAK aus dem Pankreas von an Koma verstorbenen Diabetikern noch recht beträchtliche Mengen von Insulin gewinnen können. Weiters ist der Insulinbedarf während eines Coma diabeticum meist so enorm hoch, daß er mit einer einfachen Deckung des Insulinmangels nicht erklärt werden kann. W. FALTA hat nach dem Verhalten von allerschwersten Fällen von sog. absolutem Diabetes bei Standardkost den zur Assimilation dieser Kost nötigen Insulinbedarf bei etwa 120 E gefunden. Die zur Erzielung von Aglykosurie während eines Coma diabeticum nötigen Insulinmengen betragen oft trotz völligen Hungers ein Vielfaches dieser Dosis. Es ist auch zur Genüge bekannt, daß es bei einer nicht geringen Zahl von Fällen auch mit den höchsten Insulindosen nicht gelingt, die Entzuckerung zu erzwingen. Alle diese Tatsachen führen zwangsläufig zu der Ansicht, daß beim Coma diabeticum ein plötzliches Übermächtigwerden der Gegenregulation im Vordergrunde steht und die Insuffizienz des Inselorgans nur als relativ zu werten ist. Mit dieser „Gegenregulationstheorie" des Coma diabeticum lassen sich nicht nur die eben erwähnten Tatsachen, sondern eine Reihe von weiteren Erscheinungen gut in Einklang bringen. Es ist bekannt, daß beim Übergang von einer gemischten Kost auf eine kohlehydratarme und fettreiche Ernährung bei schweren Fällen leicht ein Koma auftritt. Diese Maßnahme führt nach unserer Meinung zu einer Aktivierung der Gegenregulation. Umgekehrt lehrt die Erfahrung, daß bei drohendem Koma mitunter durch den Entzug des Fettes und mäßige Zufuhr von Kohlehydraten die Gefahr beseitigt werden kann. Durch diese Maßnahme wird die Gegenregulation gedämpft. Bei dem durch eine fieberhafte Erkrankung auch bei leichten Fällen von Diabetes ausgelösten Coma diabeticum müssen wir annehmen, daß durch den infektiösen Prozeß nicht nur das Inselorgan toxisch geschädigt werden kann, sondern auch eine Aktivierung der Gegenregulation auftritt. Die Möglichkeit einer zentral ausgelösten Zuckermobilisierung in der Leber bei fieberhaften Erkrankungen kann heute nicht mehr bestritten werden. HASENÖHRL und ich haben vor Jahren während einer Malariabehandlung die Blutzuckerkurve nach Zuckerbelastung im Intervall und während des Fieberanfalles bestimmt. Die Untersuchung wurde so angesetzt, daß der Schüttelfrost 2 Stunden nach der Zuckerzufuhr, also im abfallenden Teile der Blutzuckerkurve einsetzte. Eineinhalb Stunden nach Beginn des Schüttelfrostes, das ist $3^1/_2$ Stunden nach der Zuckerzufuhr kam es zu einem neuerlichen Blutzuckeranstieg auf fast 180 mg-% (vgl. Abb. 13).

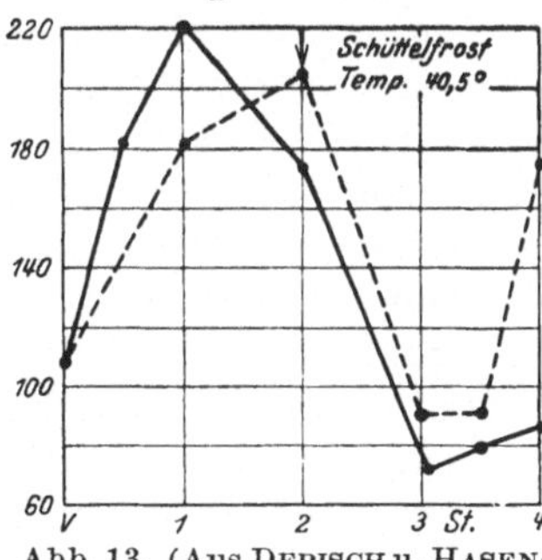

Abb. 13. (Aus DEPISCH u. HASENÖHRL: Klin. Wschr. 1929, Nr 5.)

Die Vorstellung einer hyperaktiven Gegenregulation als mitauslösenden Faktor beim Coma diabeticum ist auch für die Therapie von Bedeutung. Der Entzug des Fettes und die Zufuhr von Kohlehydraten, die bei der Komabehandlung üblich sind, müssen als Gegenregulationsbehandlung angesprochen werden. Auch die an sich unlogische Zufuhr von Zucker kann als Maßnahme zur Dämpfung der Gegenregulation empfohlen werden.

Neben der Beeinflussung der Gegenregulation auf diätetischem Wege durch den Entzug des Fettes und Zufuhr von Kohlehydraten, auch in Form von Zucker, kommt noch die Anwendung von chemischen Substanzen in Frage.

Hetenyi und Pollak haben gezeigt, daß durch Ergotamin und Atropin der Blutzuckeranstieg nach peroraler Zuckerzufuhr abgeschwächt werden kann. Diese Hemmung der glykosekretorischen Funktion der Leber (L. Pollak) ist aber mit der von uns gewünschten Dämpfung der Lebergegenregulation identisch. Moretti hat bei Diabetikern in manchen Fällen eine deutliche Senkung des Nüchternblutzuckers durch Ergotamin beobachtet. O. Porges berichtete gelegentlich der Diskussion zu unserem Vortrage über die Entnervung der Leber, daß ihm bei zwei Fällen von insulinresistenten Diabetikern eine weitgehende Behebung der Insulinresistenz nach Gynergenbehandlung gelungen sei. Wenn auch die Versuche von Hetenyi und Pollak scheinbar nicht konstant reproduzierbar sind, so käme ein Versuch mit diesen Mitteln bei Fällen von insulinresistentem Koma theoretisch in Frage. Eine gewisse Vorsicht ist nur insoferne angezeigt, als sich die Wirkung des Ergotamins bzw. Gynergens nicht nur auf die Leber erstreckt, sondern z. B. die Wirkung auf die Gefäße besonders bei älteren Diabetikern nicht ungefährlich sein kann. Es ist daher besonders zu begrüßen, daß Hirschhorn und Popper mit der paravertebralen Anästhesie von D_8 bis D_{10} eine einfache Methode angegeben haben, die zur vorübergehenden Ausschaltung der Leberinnervation führt. Dieser Eingriff ist in weitgehender Analogie zu der von Hasenöhrl, Schönbauer und mir beschriebenen Dauerentnervung der Leber, mittels Durchschneidung der im Lig. hepatoduodenale verlaufenden Nerven. Wir glauben, daß die paravertebrale Ausschaltung der Leberinnervation zur Ausschaltung der nervösen Gegenregulation in der Leber bei hochgradig insulinresistenten Komafällen unbedingt versucht werden soll. Ein Erfolg dieser Maßnahme wäre ein eindeutiger Beweis für die Richtigkeit unserer Auffassung von dem vorwiegenden Gegenregulationscharakter vieler Fälle von Coma diabeticum.

Wir werden in Zukunft zur Verbesserung der Komabehandlung nach weiteren Mitteln Umschau halten müssen, die die Gegenregulation eventuell zentral beruhigen. Es wird auch nötig sein, andere Maßnahmen beim Coma diabeticum, wie die Alkalizufuhr, die Lumbalpunktion und Liquorspülung, vom Standpunkt der Beeinflussung der Gegenregulation zu überprüfen. Auf Einzelheiten der Behandlung des Coma diabeticum gehen wir hier nicht ein. Wir begnügen uns mit der Feststellung, daß wir beim Coma diabeticum, wenigstens bei vielen Fällen, mit einer hyperaktiven Gegenregulation rechnen müssen und daß wir diesen Umstand besonders bei der Therapie mehr als bisher berücksichtigen müssen.

XV. Über Calorienbedarf und Ernährungszustand.

In den letzten Jahren hat die rechnerische Bestimmung des Calorienbedarfes überhandgenommen. In Übereinstimmung mit W. Falta messen wir diesen Berechnungen aus verschiedenen Gründen keine praktische Bedeutung bei. Wir wissen, daß die Zusammensetzung der Nahrungsmittel gewissen Schwankungen unterworfen ist, die von vorneherein zu Ungenauigkeiten der Berechnung führen. Weiters ist bekannt, daß die Ausnützung der Nahrung im einzelnen Fall recht verschieden sein kann. Dazu kommt noch, daß der Calorienbedarf je nach dem Temperament und nach der Arbeitsleistung außerordentlichen Schwankungen unterliegt. Der normale Mensch regelt seine Calorienzufuhr je nach dem Bedarf durch den Appetit. Wir bedienen uns im Sinne von Falta auch bei der

Diabetesbehandlung dieses natürlichen Regulators. Dabei wird der Gehalt der Kost an Zuckerbildnern (Kohlehydrat und Eiweiß) in der Regel fix bemessen und die Fettzufuhr innerhalb gewisser Grenzen dem Kranken überlassen. Als Kontrolle verwenden wir die regelmäßige Bestimmung des Körpergewichtes. Sollen wir einen fettsüchtigen Kranken abmagern, dann werden wir von vorneherein die Fettmenge sehr niedrig bemessen und umgekehrt zur Aufmästung eines abgemagerten Kranken eher höhere Fettmengen geben. Durch die Kontrolle des Körpergewichtes werden wir auch bei jenen Fällen die Calorienzufuhr richtig bemessen können, bei denen der Appetit als natürlicher Regulator versagt (polyphage, fettsüchtige Kranke).

Die Frage des Calorienbedarfes ist innig verknüpft mit der Frage des Ernährungszustandes, den wir im einzelnen Falle anstreben. Die alte Diabetesschule strebte einen guten Ernährungszustand an und machte von systematischer Unterernährung nur bei den schweren Fällen Gebrauch. In den letzten Jahren treten aber, angeregt durch die Forschungen der ALLENschen Schule, viele Autoren für eine gewisse, dauernde Unterernährung beim Diabetes ein. Es ist eine sehr alte Erfahrung, daß die Stoffwechsellage des Diabetikers in der Regel bei dürftigem Ernährungszustand günstiger ist als in überernährtem Zustand. Calorische Unterernährung ist praktisch aber gleich mit fettarmer Ernährung. v. NOORDEN hat seinen diesbezüglichen Standpunkt am letzten Stoffwechselkongreß in Wien in folgende Worte gekleidet: „Ich halte die fettarme Kost der Diabetiker für die Diabetikerkost der Zukunft.“ Die gleichartige Auffassung von ADLERSBERG und PORGES haben wir in dieser Abhandlung ausführlich gewürdigt. Wir können uns auf Grund der eigenen Erfahrungen in Übereinstimmung mit W. FALTA diesem Standpunkt der generellen Anwendung von fettarmen Kostformen beim Diabetes nicht anschließen. Wir haben uns zu zeigen bemüht, daß es wohl Fälle gibt, die mit fettarmen Diäten auf die Dauer mit und ohne Insulin am rationellsten behandelt werden. Es gibt aber auch Fälle, bei denen die Fettbeschränkung praktisch ohne Bedeutung ist. Wir erinnern hier nochmals an die entsprechenden Untersuchungen von FALTA und BOLLER. Wir vertreten die Ansicht, daß die Diabetiker, wenn irgend möglich, in einem normalen Ernährungszustand, bei völliger körperlicher und geistiger Leistungsfähigkeit gehalten werden sollen. Wird dieses Ziel mit der diätetischen Behandlung nicht erreicht, dann greifen wir zum Insulin. *Wir möchten daher unseren Standpunkt bezüglich der Fettfrage beim Diabetes ganz allgemein dahin formulieren, daß die Zeit der wahllosen fettreichen Ernährung beim Zuckerkranken vorbei ist.*

XVI. Schlußbetrachtungen.

Wir haben in den bisherigen Ausführungen das Hauptgewicht auf die Berücksichtigung der Gegenregulation bei allen Fragen des Diabetes gelegt. Die bisher vorherrschende unitarische Auffassung der diabetischen Stoffwechselstörung als einer ausschließlichen Insulinmangelkrankheit haben wir durch die Vorstellung einer Balancestörung zwischen Inselorgan und Gegenregulation im Sinne von ZUELZER zu ersetzen versucht. Wir betonen hier nochmals, daß wir wenigstens bei der überwiegenden Mehrzahl der Fälle die relative Insuffizienz des Inselorgans in den Vordergrund der Störung stellen. Die Vorstellung einer Balancestörung gibt uns die Möglichkeit, die ungeheure Mannigfaltigkeit, unter der

der Diabetes klinisch in Erscheinung tritt, zwanglos zu verstehen. Diese Vorstellung hat sich auch für die Therapie des Diabetes als fruchtbar erwiesen. Wir verstehen jetzt, wieso diametral entgegengesetzte Maßnahmen, wie völliger Entzug der Kohlehydrate (insuläre Schonungsbehandlung) und reichliche Zufuhr von Kohlehydraten (Gegenregulationsbehandlung) beim Diabetes günstig wirken können. Mit der Gegenregulationsbehandlung wurde ein neuer Begriff in die Therapie des Diabetes eingeführt. Es ist selbstverständlich, daß es sich hier nicht um ein absolutes Prinzip handelt, da wir z. B. bei Umschaltung von einer an Zuckerbildnern sehr reichen, gemischten Kost auf eine Mehlfrüchtekost oder eine der nicht zu kohlehydratreichen Kostformen von Adlersberg und Porges, neben dem Gegenregulationsprinzip auch das Schonungsprinzip in Anwendung bringen. Wir haben uns auch bemüht, vorläufige Richtlinien aufzustellen, wann und wie das eine oder das andere Behandlungsprinzip zur Anwendung kommen soll. Man kann den Einwand machen, daß die Aufstellung des Gegenregulationsprinzipes bei der Behandlung des Diabetes unnötig war, und daß wir mit dem einfacheren Ein- und Zwei-Nährstoffprinzip v. Noordens zur Erklärung der vorhandenen Tatsachen unser Auslangen finden können. Wir geben ohne weiteres zu, daß dieses Prinzip der Entlastung der Partialfunktionen der Leber für die Therapie des Diabetes zu Recht besteht, es hat aber bei alleiniger Berücksichtigung die einheitliche, rein insuläre Genese aller Diabetesfälle zur Voraussetzung. W. Falta hat in seinem Referat am letzten Stoffwechselkongreß in Wien aber eine Reihe von schwerwiegenden Gründen für eine dualistische Auffassung des Diabetes gebracht, die bisher nicht widerlegt wurden. Gerade das differente Verhalten der verschiedenen Diabetestypen gegenüber dem Schonungs- und dem Gegenregulationsprinzip bildet aber eine wichtige Stütze für die hier vorgetragenen Anschauungen. Wir hatten nicht die Absicht, zu den vielen Behandlungsmethoden eine neue hinzuzufügen. Es war uns lediglich darum zu tun, zu einer einheitlichen Auffassung der theoretischen Grundlagen der Therapie des Diabetes zu gelangen und die Theorie mit der Praxis in Einklang zu bringen.

Zum Schlusse ist es mir eine angenehme Pflicht, meinem früheren Chef, Herrn Professor W. Falta, für die Überlassung von Material meinen ergebensten Dank auszusprechen.